医師のための アンガーマネジメント

anger management

日本医事新報社 編

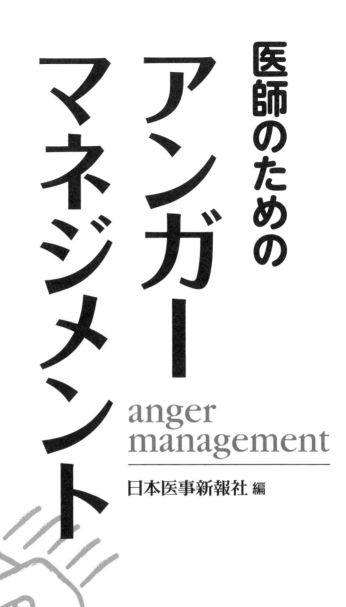

序文

「医療現場は怒りの渦」—。本書でインタビューした野口由紀子氏の言葉です。医師をはじめとする医療従事者は、常に一定以上の緊張を伴う仕事に携わり、ストレスが怒りに繋がりやすい環境に身を置いている。怒りを含む陰性感情は診療にも悪影響を及ぼすため、そのコントロールは、特に研修医や若手医師にとって切実なテーマです。

アンガーマネジメントは、1970年代の米国心理学から生まれた「怒りへの対処法」。日本の医師にはまだ浸透していないことから、対処法のエッセンスとともに、指針となる先輩医師の経験(エピソード)を集め、『医師のためのアンガーマネジメント』としてWebで発売したところ、大変ご好評をいただきました。

本書は、Web版の著者に新たに15人を加えた内容を書籍化したものです。第一線の医師71人が、自身の経験を率直に披露してくださいました。企画に賛同し、ご寄稿いただいた先生方に心より感謝申し上げます。

本書を通じて現場の多くの先生方が、アンガーマネジメントの重要性とメソッドを理解され、イライラや怒りにうまく対処するスキルを身につけられることを心より願っています。

2019年5月
日本医事新報社

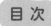

〈総論Ⅰ〉インタビュー

- 医師こそ活用したいアンガーマネジメント　　野口由紀子 ……… 2

〈総論Ⅱ〉解説

- 陰性感情のマネジメント　　鋪野紀好・生坂政臣 ……… 14

〈各論〉私はこうして怒りをマネジメントしている

- いつも怒っている人は何を考えているのか？　　山本健人 ……… 18
- 「しゃーない」と思えば　　薬師寺泰匡 ……… 21
- 自分の弱点を知る　　和足孝之 ……… 23
- 怒りを客観視し冷静になる術を持つ　　坂本 壮 ……… 26
- The lion while hunting doesn't roar　　安藤裕貴 ……… 29
- "平静の心"を胸に抱いて　　伊東直哉 ……… 31
- 17時の発熱コール　　倉原 優 ……… 33
- チームが最大限に力を発揮するために　　志水太郎 ……… 35
- ハッピーをいかに生みだすか　　平島 修 ……… 37
- 改善点を自分の伸びしろに　　増井伸高 ……… 40
- 柔軟に相手の意見を受け入れる　　白岡亮平 ……… 43
- 怒りをすぐに収めるための手法　　市原 真 ……… 46
- 怒らない自分を目指して　　児玉和彦 ……… 49
- 医局員の1リットルの涙　　大塚篤司 ……… 52
- 計画通りいかないことを楽しむ　　大須賀 覚 ……… 54
- 常にニコニコ、平静であるために　　宮田俊男 ……… 57
- "腹が立ってしまうこと"への対処法　　上田剛士 ……… 60

- ■ まずは自分が相手を理解する　　　　　大橋博樹 ……… 63
- ■ 常に感謝の気持ちを持つ　　　　　　　岡　秀昭 ……… 65
- ■ 怒りの正体　　　　　　　　　　　　　齋藤　学 ……… 67
- ■ 求められるのは受容や信頼や笑顔　　　小宮山　学 ……… 70
- ■ 医療安全、怒り、マインドフルネス　　藤澤大介 ……… 73
- ■「怒るべき時」はある　　　　　　　　　宮本雄策 ……… 75
- ■ 救急医として末永く楽しく働くために　岩田充永 ……… 78
- ■ 立ち止まることが重要　　　　　　　　大曲貴夫 ……… 80
- ■「キレたら切れる」を避ける　　　　　　本村和久 ……… 82
- ■ 認識の修正が急務の課題　　　　　　　岸田直樹 ……… 84
- ■ 木鶏への道は遠い　　　　　　　　　　清田雅智 ……… 87
- ■ 思うに任せぬ現実を持ちこたえる　　　松本俊彦 ……… 90
- ■ コミュニケーションの重要性　　　　　矢野晴美 ……… 93
- ■ 厄介なのは感情　　　　　　　　　　　長谷川有史 ……… 95
- ■ スーダンでの医療支援活動におけるアンガーマネジメント
  　　　　　　　　　　　　　　　　　　　川原尚行 ……… 98
- ■ 感情は二の次、とにかく前に進める　　松村真司 ……… 101
- ■ 患者・家族の不満や怒りに早期に対応　後　信 ……… 103
- ■ 内なる"怒り"との共存　　　　　　　　小林一広 ……… 106
- ■ 周りのアンガーマネジメントに支えられて　山本一視 ……… 108
- ■ ユーモアが怒りを和らげる　　　　　　塩尻俊明 ……… 111
- ■ 自己完結型　怒りの発散法　　　　　　白髭　豊 ……… 113
- ■ SPIKESとの出会い　　　　　　　　　　勝俣範之 ……… 115
- ■ 時間を置くことが重要　　　　　　　　杉浦敏之 ……… 117
- ■ 子育てを通じて学んだ「タイムアウト」　山内英子 ……… 120
- ■ 他者の意見を聞く　　　　　　　　　　西條政幸 ……… 123

- ■「猫ぐすり」が一番　　　　　　　　　　　　　茨木　保 …… **126**
- ■患者さんの怒りはコントロールできない　　　桑満おさむ …… **128**
- ■医学部長の言葉　　　　　　　　　　　　　　山中克郎 …… **130**
- ■怒ることがなくなったら怒らない　　　　　　雨森正記 …… **133**
- ■アンガーマネジメントと漢方　　　　　　　　新見正則 …… **135**
- ■「ありがとう」から始めよう　　　　　　　　弘世貴久 …… **138**
- ■「敵前逃亡」に尽きる　　　　　　　　　　　長尾和宏 …… **140**
- ■「先生！患者のXXさんが騒いでいます」　　 八橋　弘 …… **142**
- ■"いまここ"に集中し怒りの感情に気づく　　 野口善令 …… **145**
- ■未だ死火山にあらず　　　　　　　　　　　　柏原直樹 …… **147**
- ■究極の(？)アンガーマネジメント　　　　　　仲野　徹 …… **150**
- ■第三者的な目で見る　　　　　　　　　　　　杉山温人 …… **153**
- ■自分の理想とのずれをどう少なくするか　　　稲田英一 …… **156**
- ■怒りを改革の原動力に　　　　　　　　　　　鈴木邦彦 …… **158**
- ■十字架を背負う苦しみと喜びを嚙みしめる　　山下俊一 …… **160**
- ■寺澤流アンガーマネジメント御法度　　　　　寺澤秀一 …… **163**
- ■自制を忘れ立腹した記憶　　　　　　　　　　奈良信雄 …… **166**
- ■医師の感情コントロール　　　　　　　　　　灰田美知子 …… **168**
- ■真っ当な「怒り方」もある　　　　　　　　　松村理司 …… **171**
- ■若い頃の自分はどうだったか考える　　　　　菊地臣一 …… **174**
- ■怒り―医療安全へのヒューマンファクターアプローチの観点から

  　　　　　　　　　　　　　　　　　石渡　勇・木下勝之 …… **176**
- ■医療の基本は寄り添うこと　　　　　　　　　横倉義武 …… **179**
- ■知識を理性の領域につなげる　　　　　　　　新田國夫 …… **182**
- ■医師こそアンガーマネジメントが必要　　　　武久洋三 …… **184**
- ■"That is my life"　　　　　　　　　　　　　原　朋邦 …… **186**

総論

〈総論Ⅰ〉インタビュー
医師こそ活用したいアンガーマネジメント

〈総論Ⅱ〉解説
陰性感情のマネジメント

〈総論Ⅰ〉インタビュー

医師こそ活用したい アンガーマネジメント

"医師こそ活用したいアンガーマネジメント"について、日本アンガーマネジメント協会認定ファシリテーターである野口由紀子氏にお話を伺った。

野口由紀子

のぐち　ゆきこ：高知大卒。医療法人社団プラタナス「イーク丸の内」院長。日本内科学会総合内科専門医、日本消化器内視鏡学会専門医、日本消化器病学会専門医。日本アンガーマネジメント協会認定ファシリテーター。

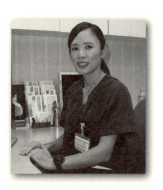

怒りの感情と上手に付き合う

▶まず、「アンガーマネジメント」とは、どのようなものなのかお聞かせください。

　1970年代に米国で生まれたとされる、怒りの感情と上手に付き合うための心理教育、心理トレーニングです。怒らないことを目的とするのではなく、怒る必要のあることは上手に怒れ、怒る必要のないことは怒らなくて済むようになることを目標としています。協会では、「怒りで後悔しないこと」と教えています。

▶どのような分野で活用されていますか？

　企業研修や医療福祉、青少年教育、人間関係のカウンセリング、アスリートのメンタルトレーニングなどの分野で幅広く活用されています。中でも企業研修の需要は高く、多くの企業が研修を導入しています。

▶医療従事者には、どの程度知られていますか？

　協会に所属するファシリテーターの分布（2018年）を見ると、男性が3割、女性が7割で圧倒的に女性が多く、40～50代が7割に上ります。米国では男性が学ぶことが圧倒的に多いのですが、日本では女性の受講者が多い。医療・介護従事者は全体の12.0％で、"感情労働"と言われる看護師や介護士の受講が多いですが、医師にはまだまだ浸透していません。

▶野口先生がアンガーマネジメントに興味を持ったきっかけは？

　2013年に女性のための統合クリニック「イーク丸の内」の院長に就任し、管理職的な視点で働く必要性を感じていた頃、尊敬する友人に紹介されたことが、学び始めたきっかけです。

医療現場は"怒りの渦"

▶それ以前は、医師として働きながら、どのようなことで怒りを感じていましたか？

　私は内科医ですが、医師に成り立ての頃はやる気満々で、高血圧や糖尿病など慢性疾患の患者さんがどうしてきちんと治療を受けないのか、食事や運動療法などの自己管理がどうしてできないのか、理解できませんでした。あるいは救急外来で、「こんな時間にこんなことで来てほしくないなぁ…」という患者さんなど、医師なら皆さん経験があるかと思います。周りのスタッフが指示通りに動いてくれないときは、「～してよ」と直接怒りをぶつけていました。

　特に、夜中に「眠れません」と言ってくる患者さん、結構イラッとするんで

すけれども、そこで怒っても解決しない。自分も眠れなくなるし、そういうときは優しく対応したほうがいいんだな、ということに気づき始めました。患者さんが何故そう思っているのか。どうしてその時間に来るのか。理不尽だとしても、とても不安だったなど、それなりに理由がある。そうした感情に寄り添うことが大事なんだな、ということに気づいたのです。

　医療現場って、怒りの渦なんですよね。特に患者さんは、痛いとか苦しいとか何かしら抱えて来ているので、スタッフに親切にしてもらえなかったとか、待ち時間が長いとか、ちょっとしたことでイライラが募り、怒りが増幅してしまう。付き添いの家族も不安を抱えていますし、我々医療従事者は、常に一定以上の緊張感を伴う医療行為に携わっている。医療機関はそういう人達が集まる場であり、日常生活を送る場に比べ、ストレスが怒りに繋がりやすい環境だと言えるんです。

▶アンガーマネジメントを受講して、一番の学び、気づきは何でしたか？

　アンガーマネジメントは怒らないことではない。初めにお話ししましたが、必要のあることは上手に怒って、必要ないときは怒りを表さないようにするというのは、とても大きな学びでした。これは、トレーニングすれば誰でも身につけることができます。衝動で怒らなくなり、思考や行動をコントロールすることの重要性を知りました。

▶人間にとって、怒りとは何でしょうか？

　自然な感情の1つで、必要なものなんですよね。怒りのない人はいないし、なくすことも不可能です。伝達手段であり、身を守るための感情でもあり、怒りを自分のパワーやモチベーションに変えるというメリットもあります。

　ただ、不必要に怒ると損をします。他人を傷つけて人間関係を壊したり、仕事に支障をきたしたり、溜め込んで激しい怒りに変わったり。あるいは、血圧が上がるなど自身の健康にも影響を及ぼす。人によってはモノを壊したり、それが自分に向かうと自殺や自傷行為となります。

問題となる怒りには4つの特徴があります。①強度が高く、小さなことでも激高する、強く怒りすぎる、②持続性があり、根に持つ、思い出し怒りをする、③頻度が高く、しょっちゅうイライラする、カチンとくることが多い、④攻撃性があり、他人や自分を傷つける、モノを壊す―というのは問題です。

自分の怒りのタイプを知る

▶怒りの表現方法にはタイプがありますか？

　6つのタイプがあります。

1）公明正大
　"熱血柴犬"。「電車で騒いでいる人を見るとイライラする」「会議に遅刻してくる後輩に腹が立つ」など、マナー違反や、規則にルーズな人を見ると怒りが湧いてくるタイプです。正義感が強く使命感に燃えているため、他人のことに口出しをして人間関係をぎくしゃくさせてしまう。わざわざマナー違反の人をじっと見たり、不正がないか監視したり、怒りの源に注目しがちです。信念を曲げると負けた気になるなど、"勝ち負け"で物事を捉えがちなところもあります。高過ぎず、低過ぎず、意識のバランスを保つことが大切です。周りの人の考えや行動を尊重する気持ちを持つことで、自分も人も楽になります。

2）博学多才
　"白黒パンダ"。白黒はっきりつけたい完璧主義者。向上心があり、「自分にも他人にも厳しくあるべき」と考えがちで、優柔不断や適当な人が許せません。でも、それでは周りの人は大変なので、常に頭と心を柔軟にすることを心がけましょう。「これくらいでいいか」というグレーな事柄、様々な価値観を受け入れることを意識し、時には諦めることも必要です。

3）威風堂々

"俺様ライオン"。リーダー的存在で自分に自信があり、プライドが高いが、物事が思い通りに進まなかったり、欲しいモノが手に入らないとイライラしてしまう。意外と他人の評価を気にしているので、インターネットでエゴサーチしてしまうのもこのタイプです。意見なのか批判なのか区別して、振り回されずに、必要以上に他人の評判を耳に入れないようにすることも大切です。

4）外柔内剛

"がんこ羊さん"。温厚そうに見えて、実は頑固な人っていますよね。自分の信念やルールに固執して譲らないところがあり、それに反することが起きると怒りを感じる傾向があります。邪推してイライラしたり、あれこれ考えすぎて不安になりやすい。被害妄想に走りがちなので、"思い込み"と"事実"を分けることも必要です。

5）用心堅固

"慎重うさぎさん"。人や物事に対して慎重で、テリトリー意識が高い。八方美人だが、人を信じることができず、距離を置いて人と付き合おうとするタイプ。人に対してひがみや妬みを持つ傾向があり、それが怒りに変わりやすい。他人にレッテルを貼らず、小さなことからお願いをしてみたり、他人と比べず自分の良いところに目を向けましょう。

6）天真爛漫

"自由ねこ"。天真爛漫な人、横暴な上司に多い。自分の思いや考えをストレートに表現でき、統率力がありますが、自分の意見が通らなかったり、自由に行動できないとストレスを感じてしまう。場の空気が読めないため、わがままで強引と思われてしまいます。時には慎重に考えてみましょう。あえて言わないことも大事です、周りに目を向けてみましょう。

怒りのピークは6秒で過ぎる

▶タイプ別に対処法があるんですね。

皆さん、多かれ少なかれ、どの要素も持っていますが、自分のタイプを知ることがコントロールの第一歩です。

アンガーマネジメントには、次の3つのポイント（**図1**）があります。

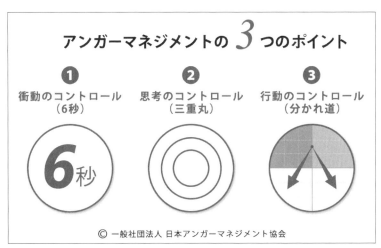

図1　アンガーマネジメントの3つのポイント

1）衝動のコントロール

まず、衝動でカチンと怒らない。"売り言葉に買い言葉"は、絶対してはいけません。怒りのきっかけとなる事象が起きてから6秒で、怒りのピークは過ぎると言われています。その6秒を、他の話をする、カルテを見る、落ち着く言葉を唱えるなどして何とかやり過ごしましょう。そして、起きた問題のフォローや、必要であれば謝罪など、するべきことに頭を切り換えましょう。

また、何かあったとき、イライラ・怒りの温度（点数）を測る（**図2**）。10点満点で何点か。例えば人に足を踏まれたら、最初は5点くらいつける。次の日、また同じようなことがあったとき、何点つけるか。まあ、3点かな？　5点はつけなくていいよね。そうこうしているうちに、これはそんなに点数をつけな

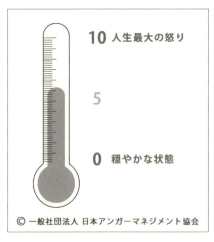

図2　イライラ・怒りの温度（点数）

くてもいいんじゃないか。1点とか、怒らないとか。そうして点数化の癖をつけることで、怒りの温度が段々下がっていく人が多い。

▶自分の怒りの客観視につながるんですね。

そうです。あれが5点なら、こっちは1点でいいかな、というふうに。

自分の境界線を周りに示す

2) 思考のコントロール

　人の「べき」と自分の「べき」が違うと知ることも必要です。これが「思考のコントロール」。私たちを怒らせるのは「誰か」であったり「できごと」ではなく、こうある「べき」だという私の"理想"と"現実"のギャップです。会社は、上司は、男性は、女性は、親は、子どもは、ルールは…。そうした自分の「べき」を、どうコントロールするか考えましょう。

　怒りの元となった事象が、自分の「べき」とは違うけれど、①許せるゾーンなのか、②まぁ許せるゾーンなのか、③許せないゾーンなのか考えて、「まぁ許せるゾーン」をなるべく広げる（図3）。広げるために、思考と行動をコント

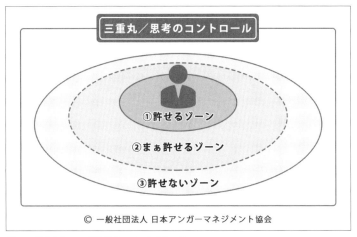

図3 三重丸──思考のコントロール

ロールしていきます。

　重要なのは、絶対許せない「べき」の範囲があるなら、「自分の境界線はここです」と周りに分かるよう示すこと。そうして一度示した境界線は、自分の都合や相手によって変えないことです。これは、組織のマネジメントでも重要なので、簡単にこの境界線を大きくしたり小さくしたりしていると信頼されず、批判されたりします。自分の「べき」をきちんと見せて、ここまでは許容します、こういうことは怒りますよというのをしっかり見せることが重要です。

3）行動のコントロール

　もう1つが、「行動のコントロール」です。何か起こったとき、それは変えられるか（＝コントロール可能）、変えられないか（＝コントロール不可能）。天気や交通渋滞など、自分がどうやっても変えられない、そして、重要でないことはもう考えない。何もしないでいい。例えば、"公明正大"タイプの人が電車に乗ると、イヤフォンから音漏れしている若者がいた。じゃあ、どうするか。イライラしても仕方なくて、変えられないなら、自分が車両を変わるか電車を降りる。そういうふうに行動を変えるのです。

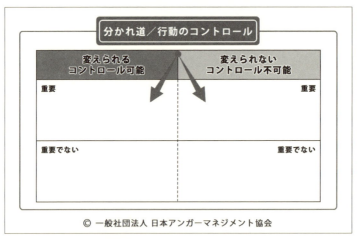

図4 分かれ道――行動のコントロール

　一方で、自分で変えられると思ったことはすぐに手をつける。図4のように4つに分けて、重要でないことは余裕があればやろうと。そうして自分の中で整理していけば、いまこれは許せる、許せないというふうに自分の「まぁ許せるゾーン」を広げていくことができると思います。

▶怒りやイライラの感じ方に、性、世代による違いはありますか？

　協会では、性差はないと教えています。世代の違いは勿論ありますよね。昔はこうだったけど、いまは違うという。同じものを見ても、それぞれの「べき」が違うために、ジェネレーションギャップが起きるんです。

"Iメッセージ"で伝える

▶上手な怒り方とは？

　アンガーマネジメントについては、同時にアサーティブコミュニケーション（自他を尊重した自己主張・自己表現）が重要です。叱るときは特にそう。

例えば、食事の自己管理ができない患者さん。「どうしてこの人は食事に気をつけないんだろう」「気をつけてください」ではなくて、「何か心配なことはありますか」「これが気になっているから、できていないんですか」ということをまず聞く。感情的にならずに伝える。私は外来で、「今日は結果がこうなってとても嬉しいです」「○○さんがこうやってくれると、私はとても嬉しいんですけどね」と言っています。「○○すべきですよ」というYouメッセージではなく、相手の言い分を聞き、Iメッセージで伝える。機嫌で叱ったり、人によって変えたり、人前で怒るのはNG。一対一が基本です。

NGワードも沢山あります。「なんで」ではなく、「どうしたら」できるかな、に変える。「あなたは必ずこうするよね」という言葉は使わず、今回問題となったことだけ言う。ただこれ、私も家族にはよく言ってしまうんです（笑）。何のためにアンガーマネジメントを学んだんだ、と自分で思うことがあります。

▶気を許した相手にはつい言ってしまいますよね。

それもポイントなんです。怒りは、家族や恋人など、身近な対象に対するほど強くなる。高いところから低いところへ流れ、矛先を固定できず、伝染しやすいという性質もあります。

クリニックの院長になったときは、色々問題もありました。いつも怒っているスタッフがいたんです。アンガーマネジメントは、「過去と他人は変えられない」けれど、「未来と自分は変えられる」というのが基本的な考え方で、人を変えるものではないんですが、院長として組織に関わる上で、そのスタッフと毎週面談して、何をそんなに怒っているのか、一生懸命聞き出しました。なかなか心を開いてくれないですけどね。闇雲に注意したり辞めさせるのではなく、そうして話し合いをしている、対応しているというのを、他のスタッフに見せることも大切です。結局そのスタッフは退職してしまい、私も辛かったですが、あの経験は院長としての私の糧ですし、悪くはなかったと思っています。

第一次感情を推測する

▶患者・家族の怒りには、どう対応すればよいでしょう。

　人の感情には第一次感情と第二次感情があります。怒りは第二次感情。患者さんやご家族の怒りの元にある不安や悲しみ、苦しみ、恐怖、嫌悪、孤独、後悔、罪悪感といった第一次感情を推測してあげることが必要です。

　例えば、医療機関では待ち時間が問題になりやすい。お怒りの方がいたときに、その方の第一次感情を推測し、寄り添うような声かけが大事です。「その日の検査の具合で順番が前後することがありますがご了承ください」とか、「具合が悪ければ、横になってお休みになりますか」とか。言われるより先に、「気にかけていますよ」と伝えることが重要です。

▶"キレる高齢者"など、怒りやすい人は増えているのでしょうか。

　いま怒る人が多い理由としては、忙しい、科学技術の発達、グローバル化による価値観の違いなどが指摘されています。携帯はなく固定電話で連絡を取るしかなかった時代と比べれば、とても快適になっていますが、逆にその快適が少しでもずれてしまうとすごく不便に感じてしまう。高齢者では、もの忘れがあっても、それを認めたくない感情もあります。

▶医師同士ではどうでしょうか。

　当院では、感情的にぶつかることはありません。意見が分かれることはありますが、決まらなければ1回持ち越し、そこでは徹底的にやり合わない、などのルールを決めています。当院はドクターが沢山いて、各々思うところがありつつも、どうしたら適切に丸く収まるか考えてくれています。

　私も学生の頃は人とぶつかることもありました。自分が正しいと思って発言したり、合わない人は合わない。働き始めるとそういう訳にもいきません。"困った上司"はいませんでしたが、男女差別をするドクターはいました。それは受け入れるしか選択肢がなかった。

パワハラ対策としても有効

▶アンガーマネジメントはハラスメント対策にもなりますか。

　パワハラ対策としてアンガーマネジメントを活用している企業は増えていて、とても有効だと思います。部下のモチベーションもパフォーマンスも上がります。とにかく上司が学ばないといけない。上司から変わらないといけないですね。

▶お話を伺って、怒りの仕組みやコントロールの方法がよくわかりました。ありがとうございました。

〈総論Ⅱ〉解説

陰性感情のマネジメント

鋪野紀好
しきの きよし：千葉大医学部附属病院総合診療科特任助教（写真）

生坂政臣
いくさか まさとみ：同教授

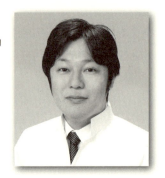

Difficult Patient とは？

　怒り・イライラといった陰性感情を引き起こす患者を「Difficult Patient」と呼びます。諸外国での調査によると、Difficult Patient は外来患者の約15％を占めるとされ、日常診療で経験されることもしばしばあるのではないでしょうか。

Difficult Patient がもたらす問題

　Difficult Patient への対応は臨床の現場に多くの問題をもたらし、本来の診療目的を阻害することが知られています。担当医は疲労やストレスを感じ、その結果バーンアウトしてしまうことがあります。また、患者も受診後の満足度が低いだけではなく、症状が悪化したと感じやすい、医療機関への受診回数が増加するといった傾向があります。

陰性感情を抱いたときほど診断エラーに注意すべき

医師が陰性感情を抱いた場合、診断エラーに陥りやすくなることが知られています。分析的思考がシャットアウトされ、直感的思考に依存した診断推論に頼りがちになるためと考えられます。私自身、陰性感情を抱いたときほど、診断エラーに陥りがちな状況であると意識的に注意するようにしています。

Difficult Patientの要因分析を行う

Difficult Patientへの対応には、陰性感情を感じる要因を客観的に分析することが重要だと思います。

Difficult Patientの要因には、患者要因、医師要因、状況要因があります（図1）。患者要因の例としては、怒っている、患者パーソナリティー（要求が強

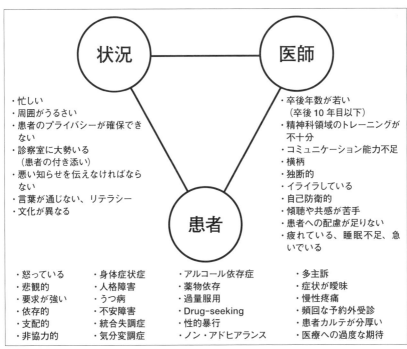

図1　Difficult Patientの要因（患者要因、医師要因、状況要因）

い、依存的、非協力的)、ノン・アドヒアランス、身体症状症、人格障害、頻回受診などが挙げられます。医師要因の例としては、疲労、睡眠不足、医師パーソナリティー(横柄・独断的)、スキル不足(精神科領域のトレーニング・コミュニケーション能力不足)などがあります。状況要因の例としては、診察室に患者の付き添いが大勢いる、周囲がうるさい、悪い知らせを伝えるときなどがあります。

私は陰性感情を自覚したら、その要因分析を行い、それぞれに適した対処法を活用するようにしています。

経験した症例を振り返る

Difficult Patientへの対応スキルを獲得するためには、日常的にDifficult Patientの要因・対応を考察するとともに、他者とシェアすることが重要だと思います。対応したときの感情、上手くいったこと、上手くいかなかったこと、どのように対応すればよかったか、次回はどうするか、などについてシェアするようにしています。このような振り返りの方法は、Significant Event Analysisと呼ばれています。そのほかにも、他者とシェアすることは、自分自身のストレス軽減につながるという効果があります。

ただし、このような振り返りを行うには、学習者が心理的に安全に発言できる雰囲気づくりが重要です。また、シミュレーション教育やワークショップは、安全な状況下で対処法を経験学習できる機会ですので、積極的な活用をお勧めします。

最後に

怒りといった陰性感情を上手くマネジメントする方法を獲得し、医療者自身のバーンアウト回避や、患者アウトカムの向上につなげていただければ幸いです。

anger management

各論 私はこうして
怒りをマネジメントしている

いつも怒っている人は何を考えているのか？

山本健人

やまもと たけひと：2010年京大卒。神戸市立中央市民病院、北野病院を経て、17年より京大医学部附属病院消化管外科。ブログ『外科医の視点』は開設2年で約800万ページビュー。「外科医けいゆう」としてツイッターでも人気を博している。

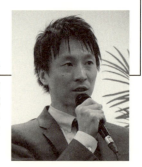

　私は怒らない。「アンガーマネジメント」がテーマではあるが、冒頭からこう言い切ることにした。事実だからだ。
　なぜ怒らないか。私は生まれてからいまに至るまで、数え切れないほどの「怒っている人」を見て、「彼らはなぜ怒っているのか」を考え続けてきた。絶えず彼らが「怒る理由」を言語化することに努めていると、怒る気がなくなってくるのだ。
　まず、「怒る」という行為にはネガティブな側面がかなり多い。
・ 場の雰囲気が悪くなる。
・ 怒られた相手が萎縮したり傷ついたりする。
・ 怒られた相手との人間関係に傷がつくリスクがある。
・ エネルギーを使うため自分が疲れる。
・ 怒られてもあまりすっきりせず、たいてい負の感情は自分の中で増幅する。
・ 周囲から「あの人は短気だ」というレッテルを貼られる。
　当然ながら、「これらのデメリットを上回るメリットがあるケースでのみ怒る」という選択肢が合理的なはずである。だが、そんな機会は人生においてなかなかない。よって私は、いまのところ「怒らない」という選択をし続けている訳だ。

自省的に回顧しないから怒り続けられる

では、「怒る人」はなぜ怒るのだろうか？　以下の2つの理由が考えられる。

1つ目の理由は、「突発的に生じた怒りの感情を理性で抑制できないから」というものだ。理性では「割に合わない」とわかっているのに、怒りの情動をコントロールできないのである。

ここで重要なのは、「怒る人」はたいてい「よく怒っている」ということ。つまりこのタイプの「怒る人」は、「怒りの情動を理性で抑制できない自分を毎回許容している」ということだ。誰かに怒った後、そのデメリットを肌で感じ、感情のままに怒った自分の瑕疵に気づく人は、きっと「次は怒らないようにしよう」と反省するはずだ。毎度、地の底に沈むような猛省を自分に課さねばならないのに、それでもなお怒り続けるほど精神力の強い人はいまい。

デメリットを認識できず、怒った後に自らの行動を自省的に回顧しないからこそ怒り続けられるのである。

選択肢を模索しないから怒り続けられる

2つ目の理由は、「デメリットを上回るメリットを感じているから」というものだ。こういう人たちは、こちらから聞かずとも、怒った後に「怒る理由」を教えてくれる。

・怒らないのは無関心と同じだから怒る。
・怒られるうちが花だから、彼のために怒る。
・強く出なければならない、筋を通すべきだと感じたから怒る。
・自分が若い頃はもっと怒られていたから、同じように教育する。
・みんな気が小さくて怒らないから、みんなを代表して私が怒らねばならない。

ここで再度考えてみる。「怒る人」はいつも怒っている。つまりこのタイプの「怒る人」は、「『落ち着いて理性的に諭す』というような、ほぼ同程度のメリットを持ち、かつデメリットが軽減できそうな代替案を選択しない自分を毎回許容している」ということだ。

誰かに怒り、そのデメリットの大きさを肌で感じたなら、「同じだけのメリットがあり、かつデメリットの少ない方策はほかにないだろうか」と自省的に振り返るはずだからだ。毎度代替案を検討してもなお、「怒る」以外の選択肢を想起しないほど思慮の浅い人はいまい。
　毎度、より好ましい選択肢を模索しないからこそ怒り続けられるのである。
　以上のことを考えると、やはり私には「怒る」という選択肢をとる合理的な理由が見当たらないのである。

「しゃーない」と思えば

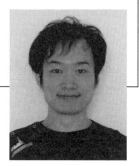

薬師寺泰匡

やくしじ ひろまさ：2009年富山大卒。岸和田徳洲会病院で長期臨床研修、福岡徳洲会病院を経て、13年より岸和田徳州会病院救命救急センター医長。

許せる範疇を広げる

　私はあまり怒りません。思い出す限りで数回、研修医に対して怒ったことがありますが、あまりにも患者さんに対して不誠実な態度であったので、それが許せなかったというものです。また、病床が満床で、なおかつERも混雑して搬入スペースがないことをわかりながら、数分おきに搬入依頼をかけてくる救急隊に、もうちょっと考えませんか？　と怒ったことがあります。

　アンガーマネジメントをする上で大事なのは、許す、許せないという点ではないかと考えています。日々様々なことを「しゃーない」と思うことで、許せる範疇を広げているような気がします。

　自分にコントロールできることというのは実は相当に幅が狭く、それをコントロールできると思うから、コントロールできなかったときに怒りやそれに似た感情が湧いてくるのではないかと思います。身の回りのことは自分が思っているほどコントロールなんかできないのです。しゃーないのです。やりたいことはやりたいことで胸に抱きつつ、そうなったらいいなぁ程度にとどめておくことが重要かもしれません。「研修医が真剣に患者さんに向き合ってくれたらいいなぁ」と

いった感じで。救急外来ならではの患者さんに対して述べるなら、「目の前で怒鳴っている人が、あと何分かしたら黙ってくれたらいいなぁ」「目の前の暴れている酔っ払いを警察がなんとかしてくれたらいいなぁ」といった感じですね。

冷静に解決法を探る

一方で、冷静に解決法を探る姿勢がとても大事だと思います。怒るとエネルギーを消費しますし精神的に疲れますが、怒りをとどめつつ感情を抑制することも、それはそれでエネルギーを使います。ずっと怒鳴ってくれるのをやめてくれたらいいなぁと思いながら、終わることのない怒号に耐えるのも大変ですから。どうやったら合理的な解決ができるのか、もしくは解決不能なのかということを考え続けます。研修医の例でいえば、危険行為に走らない限りは責任を持たせてやらせてみて、しばらく観察してみようかなとか、暴れる患者さんであれば警察を介入したり鎮静かけたりしようかなとか。怒る以外の解決法が見つかれば、怒らなくて済むようになりますし、ちょっと気が楽になります。

患者さんの健康を左右するようなことはなかなかしゃーなく思えないこともありますが、自分にコントロールできる範疇を超えてしまったら、怒っても怒らなくてもその状況は変えようがありません。怒ることで何かが解決するのであれば怒りたいなと思いますが、おおよそ何も解決しないし、解決したとしてもなんらかの歪みを残します。その歪みを解決するためにさらなる無駄な努力をしなくてはならなくなるので、最初から怒らないに越したことはありません。

私生活に目を向けてみると、子どもたちに対して怒ることがありますが、これは妻の機嫌を損ねた場合に限られます。私は妻の機嫌を損ねられるのが一番許せないようです。子どもたちが延々iPadにかじりついていたりゲームを深夜までやっていたり、うるさく喧嘩したりしていても、個人的には全く何も思わないのですが（喧嘩している横で、普通にこういった原稿仕事なんかもできてしまいます）、妻がイライラし始めて子どもたちにイライラをぶつけ始めたら僕も怒ります。「ママを怒らせてんじゃねーぞ！」と。こうやって書いてみるととてつもなく理不尽ですね。早く仏になりたい。いや、それでは死んでしまうみたいなので、仏の心を持てればいいなぁと思いながら日々頑張ります。

自分の弱点を知る

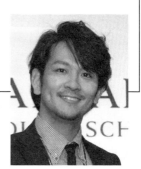

和足孝之

わたり たかし：2009年岡山大卒。湘南鎌倉総合病院、東京城東病院、タイ・マヒドン大を経て、16年より島根大医学部附属病院卒後臨床研修センター助教。

「医師として、教員として、研究者として、研修医の見本となるような聖人君子でありたいと、いつも心の底から願っています！」心の中の小さな悪魔が、承認欲求を満たすために騒いでいます。極端な建前は抜きにしても、私は「怒り」から他の人とやり合うということは少ないと思います。基本のスペックとしてあまり頭が良いほうではなく、松岡修造さん並みのポジティブシンキングで生きてきたので、「怒り」のエピソードを問われても、自分でもよくわかりません（というか、すっかり忘れています）。しかし、なんたる幸運、この執筆依頼が来たおかげで、記憶の片隅に閉ざされた心の扉を開ける作業を行うことができました。すると、短い医師人生ですが、あまりの「怒り」で勤務中におかしくなったことが何回かありました。それらのイベントはいずれも、"戦国無双"と言われる関東中の救急告示病院を当直して回っていた時期に経験したものでした。

医者ってそんなに偉いのか!?

私が結構気に入っていた、救急患者をしっかり受け入れる系の病院で、内科医として48時間当直をしたときのことでした。内科系疾患を全て診るので結構忙しく、10年目くらいの外科系のバイト医が、都内の有名大学病院（呼吸器外

科系？）から来られていました。できるERナースが、「虫垂炎っぽいので、外科医の先生へ」と電話で依頼すると、その外科系の先生は「専門外だから、誰か"外科"の先生に診てもらって！ もしくは内科の先生に診てもらって！」と怒鳴るしまつ。常勤医師より高額な、破格の給与をもらいながら、プロとしてあるまじき対応に、はらわたが煮えくり返りました。

　医者ってそんなに偉いのか!? 患者さんが困り、ナースが困ったら、相談に乗るのが医者だろう!! …この（青臭い）正義感が裏目に出ます。

　虫垂炎の診断をつけたあと、その外科系の先生に電話で「先生は自分のご専門の前にまず外科医ではないんですか？」と、少し震えながら言ってしまいました。あちゃー、あちゃー、いま思い出しても恥ずかしい。その後も当直が24時間続く訳ですが、なんとも言えないモヤモヤとイライラが続いてしまい、その先生が近くで診療していると自分の患者さんの病歴聴取も集中できなかったりして…。言ってしまったことを後悔してしまいました。言われた先生も、イラっとしたことでしょうね。

　総合医として様々な臨床セッティングで勤務してきたので、どの科の先生にも基本的にはニコニコ仲良く（指導をしてもらう側に居続ける姿勢で）、あまりコンフリクトはなかったように思います。あのときのあの強烈な怒りはどのようにして生まれたのか考えてみると、自分は普段どのようなことに気をつけているか思い浮かびました。

　皆さんも総論のインタビューを熟読して自己分析をしてみましょう。自分の場合は、1）公明正大、2）博学多才、3）威風堂々、の3つがめちゃくちゃ当てはまってしまいます。特に公明正大パターンの傾向があり（正義感が強く使命感に燃えているため、他人のことに口出しをして人間関係をぎくしゃくさせてしまう）、はい、心が痛いです。反省します。

　私は、総合内科と診断エラー学を専門に研究しています。それらの観点は、アンガーマネジメントに非常に似ています。アンガーマネジメントの失敗が診断エラーにつながることもあるので、普段から怒らないように気をつけているのかもしれません。特に気をつけているのは、自分がハマりやすいピットフォ

ールを知り、それに対して習慣をつくることです。

　例えば、僕は毎週月曜日に市民病院のER当直と、翌朝から当直明けの内科初診外来、再診外来も行っています。地方中核病院のER当直は寝られないことも多々あるため、翌日の外来は本当に辛いです。疲れているとイライラしやすく、混雑している外来で多弁の女性が数え切れない主訴を長々と訴えようものなら、もはや集中して話を聞くことができません。

　そこで、私はあのウィリアム・オスラー先生のお言葉「平静の心」、そして「笑顔」と毎日付箋を書いてパソコン画面の下に貼り、診察前の数秒、それを見て、1回だけ深呼吸をするよう習慣化しています。これ、個人的感覚ではかなり有効です。

"To Err Is Human"

　"To Err Is Human"と言われます。医師は人間です。エラーは必ず起きます。個人レベルの初学者で、エラーを起こさないよう簡単に取り組むことができることとして、以下のHALTがオススメです。Hungry（空腹）、Angry（怒り）、Lonely（孤独）、Tired（疲労）の頭文字を取ったもので、食べられるときに食べて（カロリーメイトなどをポケットに）、寝られるときに寝ておく（深酒しない）ことが医師の基本とされますが、伝統的に言われてきたもので、確かに研修医の先生にとっては、最も重要なアドバイスなのかもしれませんね。

　このような機会に自分を省察しないと、医師は指摘を受ける機会が少ないため、知らず知らず間違った方向に進んでしまうことも多いとされます。皆様もぜひ、自分の弱点を知り、それに対して習慣をつくってみてはいかがでしょうか？

怒りを客観視し冷静になる術を持つ

坂本 壮

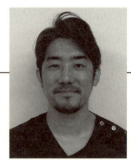

さかもと そう：2008年順天堂大卒。10年より同大医学部附属練馬病院救急・集中治療科、15年より西伊豆健育会病院内科、17年より順天堂大医学部附属練馬病院救急・集中治療科、19年4月より総合病院国保旭中央病院救急救命科医長。

「どれだけ待たせるんだ（怒）！」

救急外来ではしばしば耳にする言葉ではないでしょうか。原稿を書いているこの時期、インフルエンザが流行しはじめ、救急外来は患者さんでごった返しています。なんとか早く診ようと努力はするものの、マンパワーの問題からどうすることもできないのが現状でしょう。救急外来を担う医師が沢山いれば、時間だけでなく心に余裕をもって診療にあたることができるかもしれませんが、そうはいかないのが現実です。

患者・家族は辛いから訴えている

「仕方ないだろう！」と思い、こちらも怒りを露わにするのは簡単です。しかし忘れてはいけません。患者・家族は辛いから、心配だから訴えているのです。皆さんもお腹が空いているときにレストランでなかなか食事が出てこなければイライラしますよね。職場に向かっているときに電車が遅延しているとヤキモキしますよね。その際に遅れている理由が明確であればその怒りも軽減しますよね。「いま怒っても仕方ないか」と思えるでしょう。

診療まで待ち時間を要する場合には時間がかかる旨を説明する、これはどこ

の施設でも行っているかもしれませんが、たとえば検査や点滴投与をしながら経過を診ているときはどうでしょうか。検査、治療しているのだから時間がかかってもOKと思っていませんか。いつまでここにいればいいのか、どのくらいで検査結果は判明するのか、この辺もきちんと説明しているでしょうか。10分も20分も経過説明をすべきと言っているわけではありません。10秒でも20秒でもいいので声をかけ、現状や今後の予定を話すだけで、だいぶ患者・家族の不安を軽減でき、怒りを抑えることができるでしょう。そうなれば、こちらも無駄なストレスは生じないでしょう。「あと15分程度で結果が出ると思うので、もうしばらくお待ちください」「この点滴が終わる30分後くらいに症状が改善していないようであれば、入院の必要があると考えています」など、可能な限り具体的な話をするとよいと思います。

　救急外来にはアルコール多飲患者や薬物中毒などの精神疾患の患者も多数来院します。忘年会や新年会シーズン、自分も飲み会で仲間と楽しく飲みたいときに一人当直、そんなときに飲酒して転倒して救急搬送され、暴言を言われたら怒りが…。気持ちはよぉくわかります。薬物を過量内服し、さらには繰り返している患者が来院したら、「またか、いい加減にしてくれ」と思う気持ちもよぉくよぉくわかります。私も救急医になりたての頃、きちんと診ることを心がけてはいましたが、そこに苛立ちがなかったと言えば嘘になります。陰性感情を持ってしまっていたことは事実です。

常に疑問を持ち根拠なく決めつけない

　アルコール、精神疾患、汚臭など陰性感情を持ちがちな患者さんを診療する際には診断エラーを引き起こしやすくなり、注意が必要です。さらに、このような患者さん達にもそうなってしまった理由があることを忘れないようにしましょう。たとえば薬物過量内服の患者さんでは、自身や両親の離婚、虐待、職場でのハラスメントなどが原因であることが少なくありません。アルコール依存患者もそうかもしれません。救急外来で出会う患者の多くは初診患者、もしくは数回しか会ったことがない患者でしょう。たった1回の受診でその患者の

病状は理解できても、受診に至った経過までは理解できないことがほとんどです。患者の背景を全て理解することは無理といったほうがよいでしょう。それならば、今回の受診にはなんらかの理由があるはずだという気持ちで臨み対応したほうがいいと思いませんか。

　私が診療におけるアンガーマネジメントとして心がけていることは以上のような感じです。「なんらかの症状があるから、不安だから患者・家族は怒ることがあるんだ」と、怒りをぶつけられたとしてもそこには理由があることを理解しておく。「今回の経過に至ったのにはなんらかの要因があるのではないか」と常に疑問を持ち、根拠なく決めつけることはしない。これを大切にしています。

　私たちが怒っても、患者の怒りは収まりません。また当直の時間はあたりまえですが短くなりません。ならばいったん、患者・家族の、さらには自身の怒りを飲み込みましょう。そして考えましょう。「どうして怒っているんだ？　理由があるのでは？　私は怒りやすい状況に陥っていないか？」ということを。そもそも自身がイライラしていれば、体調が悪ければ、普段怒らないようなことでも怒ってしまうでしょう。

　アンガーマネジメントは、決して怒ってはいけないということではありません。怒るべきときは怒るのです。言い換えれば、怒らないという選択をした際に後悔するのであれば怒るべきでしょう。しかし、怒って後悔する場合には怒る必要はありません。その判断が、はなから自身がイライラしている場合や体調が優れないときにはブレがちです。未然に不用意な怒りを抑えるためには、そのような状況に陥っていることを自覚し、改善してから臨むべきでしょう。

　私はイラッとしそうになり、それをその場で抑えられなければ、控え室やトイレで一呼吸おいて切り替えるようにしています。プライベートでは気分転換の術を持ち合わせている人はいても、職場でできる切り替えの手段を持っている人は少ないかもしれません。顔を洗う、チョコを食べる、何でもいいですが、一度自身に湧いた怒りを客観視し冷静になるためにも、短時間で施行可能な、その場に合った術を持つとよいでしょう。

The lion while hunting doesn't roar

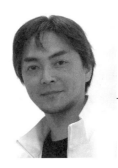

安藤裕貴

あんどう ひろたか：2008年富山大卒。富山大附属病院、福井大、名古屋掖済会病院等を経て18年より一宮西病院総合救急部救急科部長。

　私自身、仕事をしていて表面上怒ったことは、ほとんどありません。周囲に聞いても、「安藤が怒っているのを見たことがない」とよく言われます。では、いつもヘラヘラとしているのかといえば、そういうこともありません。常に平静の心を保ちたいと思いながら診療をしています。

　では怒りの心がないのかというと、そんなことはありません。ほとんどの場合は、自分の思い通りいかないときなのですが、大なり小なり怒りの心があるのを自覚しています。そんな私のアンガーマネジメントをご紹介します。

クールな頭脳と着実な処置

　"Remind yourself that 'the lion while hunting doesn't roar'"
　日本語に訳すと、「狩りの最中に吠えるライオンはいないことを心に留めよ」でしょうか。救急外来は重症な患者さんが多い場所です。救急車で搬送される方の50％以上、ご自分で直接来られる方の20％近くが入院になります。

　緊急度が高い患者さんの対応を見ると、その医者の実力がわかると言われますが、実力がないうちは大声を上げて指示を出し、騒がしい救急外来となってしまいます。

実力のある救急医は常に冷静沈着で、粛々と重症患者の対応を行っています。緊張状態で心の平静さを保つのは難しいことですが、自らが興奮して大声を出すと、周囲の研修医やスタッフが萎縮して本来できることができなかったり、逆に一緒に興奮状態になって、思わぬ疾患や症状の存在に気づかないという罠に陥ってしまうことがあります。

　だからこそ、狩り（重症患者への対応）の最中に吠えない獅子の如く、常にクールな頭脳と着実な処置で、100％の能力を出し切れるようにと考えています。

　このことを知ってから、まず一段階、私の中で怒りの心が出てきたときの気構えが変化しました。

原因と結果を考える

　どんな結果にも必ず原因があるはずです。原因不明はあっても原因が全くないということは科学的にもありえません。何か自分を怒らせるようなことが起きたときには、その原因は何か？　なぜか？　ということを常に考えるようにしています。その原因をたどっていくと、多くの場合、あることに気づきます。

　それは「そういうことだったら、私も同じことをやったり、思ったかもしれない」ということです。我々は目に見えることばかりに囚われがちですが、実際には目に見えていない水面下で、自分の知らないところで物事が動いて因果関係を生み出していることが多々あります。その因果関係の連続性がわかってくると、怒りの心は一段階マネジメントしやすくなります。

自己を知る

　そうして、いろいろな事柄の原因と結果がわかってくると知らされるのは、「全く同じ状況に置かれたら、自分も同じことを言ったり、やったかも」ということです。そうやって考えていくと「自分も似たようなものか」と思えてきて、相手を責めるに責められなくなります。

　この3段階のステップを経ることに成功すると、アンガーマネジメントは成功します。みなさんのアンガーマネジメントはいかがでしょうか。

"平静の心"を胸に抱いて

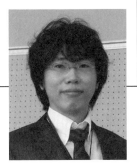

伊東直哉

いとう なおや：2007年東海大卒。市立堺病院、瀬戸内徳洲会病院での離島医療従事を経て、15年より静岡県立静岡がんセンター感染症内科副医長。

　若手医師に対するアンガーマネジメントの原稿を依頼されたものの、僕自身も未だ心の定まらない者の1人です。とはいえ、最近は研修医だった頃に比べると怒る頻度は減りましたので（怒るときは怒るので、ゼロではないですけど）、少しでも役に立つことを後輩に伝えられたらいいなあと思い、筆を執らせていただきました。

　僕が研修医だったのはもう10年も前になりますが、いま思い返すと、あの頃は何かに対してよく怒っていたように思います。「何に対して？」というと、それは怒りとともに既に忘却の彼方にあるので、具体的なエピソードをご紹介することは困難です（僕も歳をとりました）。

　ただ、特にイライラしていたのは、救急外来や重症患者さんの対応をしていたときでしょう。間違いなく。例えば、「ショックなので、早く血液培養をとってください」と、ついつい周囲のスタッフに対して声を荒げてしまったり、「やばいやばい」という心の動揺が顔に出てしまっていたのではないかと思います。まあ、今なら自分でさっさと血液培養をとりますし、内心危機感を抱いていたとしても、日々の表情筋のトレーニングにより、感情を抑えた顔を保持することができます（えっへん）。

これは、おそらく経験を積めば誰もが身につくスキルであるとは思うのですが、早い段階で習得できるに越したことはありません。

オスラー博士のメッセージ

みなさんは、ウィリアム・オスラー博士の講演集『平静の心』[1]をご存知でしょうか？ 本書は100年以上も前に医学生向けに行われた講演をまとめたものなのですが、いまでも役立つ貴重なメッセージが散りばめられています。お恥ずかしい話ですが、僕は後期研修医であったときに初めて読み、感銘を受けました。

そこで、アンガーマネジメントに役立つと思われるオスラー先生の言葉の一部を紹介したいと思います。

①周囲の人たちに多くを期待しない

②沈着な姿勢に勝る資質はない

①はドライな印象を受けますが、そうではなく、物事への考え方・価値観は人それぞれなので、相手への過剰な期待は、裏切られた際に大きな心の乱れを生むので、怒りではなく忍耐と思いやりの心が大切ですよという教えです。

②は、いかなる状況でも冷静さを失わないようにというメッセージです。緊急事態に狼狽し、取り乱せば、容易に患者さんの信頼を失います。沈着な姿勢を身につけるには教育の力が大きく、幅広い知識と経験を積めば、何事が起ころうとも心の平静さを失うことがなくなります。

原因の多くは自分自身

『平静の心』を読んでから、怒りを感じたときにオスラー先生の言葉を思い出すようにしました。そうすると、怒りの原因の多くは自分自身の問題であることに気づき、怒りの感情を表出することが少なくなりました。

と、そんな折に最近、新車が当て逃げされてしまいました。怒りをぶつけそうになったそのときにはオスラー先生の声は聞こえてきませんでした。僕もまだまだです。共に学びましょう。

文献

1) William Osler: 平静の心 オスラー博士講演集（新訂増補版）. 医学書院. 2003.

17時の発熱コール

倉原　優

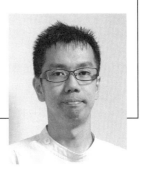

くらはら ゆう：2006年滋賀医大卒。洛和会音羽病院を経て、08年から国立病院機構近畿中央呼吸器センター内科。

　私がまだ後期研修医の頃の話です。当時、20人以上の患者さんを受け持っていましたが、その多くが急性期呼吸器疾患であり、対応を間違えば臨床転帰を不良にしてしまうリスクがありました。そのため、SpO_2の低下や発熱などのバイタルサインの変動に関してはいつもピリピリしていたように思います。

　そんなある日、日勤帯が終わろうとする17時に、リーダーナースから電話がありました。

　「○○さんが発熱しています、39℃です」

　そりゃよくない、この患者さんは中心静脈カテーテルが入っているのだから、すぐに対応しないといけない。

　「今、発熱したんですか？」

と聞いたところ、リーダーナースからは次のような返答が返ってきました。

　「いえ、受け持ちナースによると、12時だそうです」

　私が回診をしたのは10時で、その時間には発熱していなかったのですが、昼食時に高熱を出したようです。私は事前に発熱時の約束指示として「ロキソプロフェン60mg 1錠」をオーダーしてあったので、患者さんはそれを昼食後に内服し、夕方には解熱したそうです。受け持ちナースが、夕方の申し送り前に、リーダーに発熱のことを報告したというのが事の顛末です。

お門違いの怒り

　当然、私は怒りました。
「17時から、この発熱に対して色々な検査をしなければならないんですよ！」と。
　患者さんの転帰を不良にする可能性があるだけでなく、私の帰宅時間が遅くなってしまうことにも苛立ちを感じていました。ナース達は、ドクターに当たり前のように超過勤務を強いている、とプリプリしていました。しかしそんな態度で病棟に上がっても、機嫌の悪いドクターなど夜勤帯のナースにとっては煩わしい存在以外の何者でもありません。怒り交じりの口調で血液培養や胸部レントゲン写真の指示を出している自分のことを、「ああ、イヤなドクターだな」と感じていました。

　私は当時、ナースの勤務体系のことをよくわかっていませんでした。2交替制なのか3交替制なのかすら把握しておらず、またどの時間にリーダーに指示を出せば円滑に物事が進むのかも理解していませんでした。その病棟では、受け持ちナースは基本的にリーダーに報告をして指示を仰がなければならないこと、約束指示で対応できそうな雑多な報告は夕方に一括で報告することなど、いくつかルールがありました。それに、私は自分で発熱の約束指示を出していたので、それを遵守したナースを責めるのはお門違いです。本当に発熱のコールが欲しかったのなら、「発熱時ドクターコール」が正しい約束指示です。自分のそうした落ち度を棚に上げ、報告が遅れたナースに怒りをぶつけるのは、至極自己中心的だなと思いました。

ナースの勤務体系を意識

　それからというもの、ナースがどういう勤務体系で動いているのかを意識するようになりました。そうすると、いつの間にかプリプリと怒るドクターではなくなったように思います。夕方に「今から処方出すね」などという愚かな指示を出すことも減りました。
　怒らなくなったのは、私が歳をとっただけかもしれませんが、ナースと連携をとらなければいけない病棟に、「怒り」なんて要りませんよね。

チームが最大限に力を発揮するために

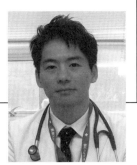

志水太郎

しみず たろう：2005年愛媛大卒。米カリフォルニア大サンフランシスコ校、練馬光が丘病院、米ハワイ大、東京城東病院を経て、18年より獨協医大総合診療医学・総合診療科主任教授。

　Merriam-Webster Dictionaryによると、angerの定義はa strong feeling of displeasureとあります。strongとついているので、pleasureの対義語というよりも強い感覚であり、それだけ強烈な印象がします。実際に現場でのangerはpleasureよりもずっとインパクトが強いと思います。

感情を切り離して行動

　『愛され指導医になろうぜ』[1)]という本にも書いたのですが、現場では感情を切り離して行動するようにしています。自分の場合は科のリーダーをしていますので、自分が怒りの感情に身を任せたら、うちのチームの皆は驚いて路頭に迷ってしまうでしょう。リーダーとしてチームが最大限に力を発揮することがミッションですので、怒りはとりあえず置いておいて、どのように怒りが起こった現象に対処するかに注力するというのが良いことだと考えて、それに従って行動しています。それでも怒りの感情が収まらないとき（自身としてはいままでなかったですが）、そのときはそうですね…バッティングセンターにでも行くかもしれません。

　仮に自分が部下の立場でやったら怒られるだろうな、というような行動を、自分より若い人は本当に多彩にやってくれます（いま自分がいる獨協の総合診療チ

ームのメンバーではまずありません、念のため笑)。遅刻を注意しても直らない人、無断欠勤する人、同僚、他部署のドクターや他職種にdisruptiveな行為をする人、自分が折れることを知らない人、空気が読めない行動を繰り返す人、様々なプロジェクトの期限を守らないばかりか連絡を怠る人など、あるあるのケースはもちろん、「そう来たか！」という言葉が出てしまうくらいの、想像の斜め上をいくような、怒りを通り越して（少なくとも自分の）常識を疑うようなレベルのこともいままでありました。しかし、そこはこちらも予測不可能なことに慣れている総合診療を専門としていますので、これまでの経験もあり、動じることはほとんどなくなってきました。また、ウィリアム・オスラー先生の『平静の心』[2]にもあるように、1つ1つのことでこちらの軸がブレては、患者さんを診る精神状態には至りませんし、自分はおろか後輩達の教育にも集中できません。

怒りのポーズも必要

　怒りの感情とは少し離れますが、修正が必要な行動がメンバーにあった場合には怒りを切り離して（必要があればもちろん）、叱ることはあります。それは感情とは別です。その場合、怒りが出ないように、「あなたのためを思ってリーダーとして言わなければならないけれど」という視線で、2人きりの場所で相手と話します。自分がリーダーを務めるチームのメンバーは自分にとって家族同様と思っているので、そこは躊躇してはいけないと個人的には考えています。家族愛といえるかもしれません。

　ポーズで怒り的なものを出すことは、実はあります。それはある出来事が起こり、皆が怒りを出したいが表立って出しにくいときに、自分が「これは怒りだ」などと代弁することで、皆の怒りが多少和らぐような場合です。「こんなことがあったのにリーダーには少しも怒りがないのか」というのも、メンバーとしてはフラストレーションがたまることがありますので、そのあたりの皆の感情を代表して表出することも必要だと思います。

文献
1) 志水太郎：志水太郎の 愛され指導医になろうぜ. 日本医事新報社. 2014.
2) William Osler：平静の心 オスラー博士講演集（新訂増補版）. 医学書院. 2003.

ハッピーをいかに生みだすか

平島　修

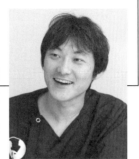

ひらしま　おさむ：2005年熊本大卒。福岡徳洲会病院、市立堺病院、加計呂麻徳洲会診療所を経て、14年より徳洲会奄美ブロック総合診療研修センター長。

　この10年ほど振り返っても仕事中に怒った記憶がない。そこで自己分析をして、なぜ自分が怒らないのか考えてみた。そして行き着いたのは、以下の3つのことにこだわって生きているので、結果的に怒るという時間は存在しえないのだと思う。

心理学の本を読んで勉強

　私は都市の総合病院で研修医指導役として働いていたとき、研修医のストレスの把握とそのマネジメントを目的に、ローテート中の1年目研修医2名と、週末に30分の面談『週間振り返り』を行っていた。この面談では、医学的な内容ではなく研修中のストレスや1週間の目標などについて話し合った。そして、心理学やビジネス書のページの一部をコピーして共有する時間をつくっていた。指導のためには研修以上に勉強せざるをえないと思いつつ、コーチングや自己啓発本まで多数の本を読みあさった。そこで出会った考え方の1つが、アドラー心理学だった。アドラー心理学の根本的な考え方は、「すべての問題は人間関係にあること」、そして「人間関係の問題は他者に期待をしすぎることにある」というものである。例えば医師が患者に対して投薬や生活習慣の見直しをアドバ

イスした場合、患者に過度の期待をしてしまうと、できなかった場合にはイライラしてしまう。

　研修指導でも同じく、前クールでローテートしていた研修医はできていたので、これぐらいできるべきだと期待することが、そもそものトラブルの始まりになる。

限られた人生に怒っている時間はない

　医師という職業をしていると、自分よりも若い人の死を目の当たりにする。自分の命にも限りがあることを職業として日々学ぶのである。また、昨今の災害などの被害のニュースを見ていても、当たり前のようにある生活がいつ何時壊されるかわからない。極端かもしれないが、限りのある命ならば1日1日を大切に生きたいと私は考えている。すなわち1秒でも長く笑っていたい、あるいはワクワクすることに熱中していたいのである。時間は命であり、命を削ってまで怒るという感情を使いたくない。

医療以外の人と話し教養を深める

　私は総合診療医として、病院の仕事だけでなく地域の健康を考えるため、他の病院、行政と連携した取り組みを行っている。病院だけにいると病気について医師－患者や医師－看護師、医師－研修医など非常に狭いコミュニティーでの会話になってしまう。しかし一歩病院の外に出ると、全く次元の違う会話ができる。

　たとえば、健康という軸に対して医師が考えていることと行政が考えていることは予想以上に違う。医師は患者の病気を治療することを中心に考えるが、行政は医療費を抑えるために1人でも多くの人に健診を受けて、病気が大事になる前に治療してほしいと考えている。こういう考え方のズレを知るだけでも思考の幅が広がる。

　また、医療とは全く関係のない業界の人との交流会に出席することで、さらに考え方の幅がガラッと広がった。たとえば、日本舞踊などの伝統芸能の世界

で活躍している人たちの職業に対する高いプロ意識や、つながりをつくることで困難を乗り越えようと取り組んでいる人たちの話を聞くと、自分もただ医師だけの価値観で世界を見るのはバカバカしいとすら思えるのである。

　価値観を広げるためには自分と関係ない業界の人と出会うだけではない。本屋に行ったり、ラジオを聴く（筆者はPodcastを活用している）と、医療業界以外の出会いが待っている。

　自分が怒らない理由をまとめると、①医師は心理学に精通していると働きやすい職業である、②一度きりしかない人生の時間を怒りに費やすのは実にもったいない、③医療以外の人と積極的に話し、本を読み、ラジオを聴いて教養を深める。この3つを常に意識して、怒りをコントロールすることではなくハッピーをいかに生み出すかを中心に考えると、自然と怒りの感情は起こらないのではないだろうか。

改善点を自分の伸びしろに

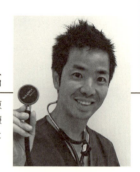

増井伸高

ますい のぶたか：2004年旭川医大卒。札幌東徳洲会病院、福井県立病院、沖縄県立南部医療センター、川崎医大、福井大等を経て、12年より札幌東徳洲会病院救急科部長。

　先日、私が研修医と夜間当直で診療した患者Aの入院を医師Bに依頼した。明朝に患者Aのカルテを開けると、医師Bのこんな記録が残っていた。
「診療が全くなっていない。poorなので最初からやり直す」
さらに、以下の院内一斉メールが送られてきた。
「患者Aの診療が全くできていないので、全てやり直す羽目になった。救急担当医は絶対にインシデントレポートを書くこと」

怒りを感じるカルテやメールでの非難

　私と研修医の診療に対する医師Bからのカルテ・メール攻撃であった。医師Bにすると、我々の救急対応は納得がいかなかったのだ。しかし、私も研修医も一生懸命やっていた。医師Bの気持ちもわからない訳ではないが、公文書のカルテや、公の目に触れる一斉メールで非難されたことには非常に怒りを覚える。
　医師をしていると、自分の診療を非難する他部署の人間は必ずいる。直接言ってくれるのであればよいが、カルテやメールで非難されることがある。かつて自分は「目には目を歯には歯を」でカルテやメールで反論したことがあった。しかし相手から「倍返し」で攻撃が返ってきて炎上し、さすがに上司が火消し役

に回った。振り返ると愚かなことをしたものだ。

　患者Aに対する医師Bのカルテとメールの話に戻そう。このような文章攻撃は自分の腹が立つポイントだと（いまも非常に腹が立っている）理解することがスタートだ。少し冷静になり、そもそも自分たちの医療が妥当だったか考えることにした。

　その日の勤務は非常に忙しく、患者A以外に研修医は3名、自分は10名以上の患者を常に抱えながら診療していた。その中で患者Aの診療は確かに100点ではなかったが、80点ぐらいは出せていたのだ。

　しかし、医師Bにしてみると80点は許せなかったのだろう。彼の合格点は90点だったと推測した。そこで私は研修医と面談し、その日の当直で90点が出せなかった原因を振り返ることにした。そして、他の患者のマネジメントを少し緩めれば90点は出せるかもしれないという結論に達した。また研修医と、80点から90点への10点は自分たちの「伸びしろ」だと前向きに考えることにした。

　さらにこのことを上司に伝えた。上司は、カルテやメールでの攻撃はパワハラにもなりかねないと判断した。

攻撃した医師への対応

　私は研修医と面談したのちに、医師Bのもとへ行った。患者Aの診療が、医師Bの物差しで100点でなく80点だったことを口頭で確認した。そして、次回は90点以上を出すように努力すること、それを研修医とも確認したことを伝えた。最後に80点だったことを申し訳ないと謝罪し、今後はミスがあれば直接言ってほしいと伝えた。

　一方で、上司からは医師Bにカルテやメールで非難することを中止するように指導が入った。カルテに診療の質が悪いと記載することは、医事紛争でカルテ開示となった場合に非常に不利になるため今後はやめるように勧告された。またメールの言葉は想像力が膨らむため、予想以上に相手が傷つくことがあると注意された。

【まとめ】

カルテや院内メールで非難され腹が立ったら

- カルテやメールで反論しない。
- 非難されている内容が医学的に妥当か、次に、改善できないか冷静に判断する。
- 改善点があれば、それを次の自分の伸びしろとする。
- 相手にはカルテ記載やメールで非難することをやめてもらう。その際には上司を巻き込むことも必要。
- 自分からは、絶対にカルテやメールで陰性感情をぶつけない。

柔軟に相手の意見を受け入れる

白岡亮平

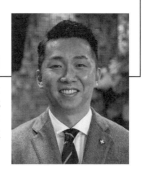

しらおか りょうへい：2004年慶大卒。さいたま市立病院、慶應病院等を経て、12年東京都江戸川区に年中無休の「キャップスこどもクリニック西葛西」開院、医療法人ナイズ設立。現在、6つのクリニックの総院長を務める。

　診療を行っていると、医師が提供したいと思っている医療と患者さんが求めている医療に相違がある場合が少なからずあります。患者さんは、不安を解消したいという気持ちが強く、それに対して医師は、医学的な「正しさ」「適切さ」を提供したいという気持ちが最優先する場合が多いと思います。患者さんの多くは、まずは不安が解消され、それが結果として適切な医療であることが大事であるのに対し、医師は適切な医療が提供されたら、結果として患者さんは安心すると思っていることが多いのではないかと思います。両者のその順序のずれが、診療において様々なトラブルや怒りを発生させ、衝突が起こってしまいます。

　私自身も診療において、このようなずれによる「怒り」を感じてしまい、それが表出し、患者さんや周りのスタッフに非常に悲しい想いをさせてしまったことがありました。しかし、その「怒り」は、自分にとって新たな気づきを与えてくれたことも確かです。自分のこの怒りがなぜ発生するのか、その怒りに対してどのように対処すればいいのか、深く考える機会となりました。

　ここで感じていた怒りは、①自分の欲求が達成できないことへの不満、②長期的俯瞰的視点の欠如、③想像力、共感力の欠如、④ストレスマネジメント、セ

ルフケアスキルの欠如などが原因だったのだろうといまでは振り返っています。

　「適切な医療は、患者さんに理解されるべきだ」という強い気持ちが存在して、この「べき」という自分の強い信念が、怒りを引き起こしていたことに気づきました。「すべき」といった信念を持つことは大事ではあるものの、人によって信じているものは違うことを前提にしなければなりません。コミュニケーションにおいては、まずはニュートラルな姿勢で、患者さんがどのようなことを考え、何を欲しているのか聞くことを優先し、その上で、相手の気持ちや意見を否定することなく、尊重しながら、自分の意見を伝えて、共感と理解を得る過程を踏むことが大事であると思います。診療に限らず、自分の中の「べき」論を取り除き、柔軟に相手の意見を受け入れる姿勢を続けることで、「怒り」は激減したと思います。

俯瞰的視点を身につける

　また、医師はいま目の前で起こっている事象について、その場で原因を探り、その場で解決しなければいけないという意識になりがちです。時間をかけて、その原因を解決できることもあり、短期的に結果を出そうとすると、うまくいかず「怒り」につながってしまうこともあります。長期的に物事をとらえ、診療における「怒り」は、患者さんが必要としている医療を受ける機会を奪ってしまっているということに目を向け、患者さんの健康をサポートするという、医師としての本来の目的に目を向ける俯瞰的視点を身につけることが必要だと思います。

　そして、想像力、共感力を磨くことも重要です。知らないものは想像すらできず、想像力は知識や経験に基づくものであると思います。医師は、非常に狭いコミュニティに所属し、狭い世界で経験を積み続けます。患者さんを理解するための想像力を身につけるには、もっと社会全体のことを知らなければいけないと気づきました。医師は、患者さんを理解するために必要な想像力や共感力が、通常の医師の生活環境では身につけにくいことを自覚するとともに、それらを高めるためには、自分の所属する業界から離れた世界に積極的に触れ、

医学・医療以外の知識や経験の幅を増やすことが重要であると思います。

セルフマネジメント、セルフケアを実践

　そして、最後に何よりも重要なことは、自分自身の状態を客観的に把握し、それに対して、セルフマネジメント、セルフケアを実践し、自分に余裕を持つことです。体調を管理し、心身の健康を保ち、そして、知識や経験を豊富にし、切羽詰まる状況をつくらないということが、診療におけるアンガーマネジメントでは大事だと感じています。

怒りをすぐに収めるための手法

市原 真

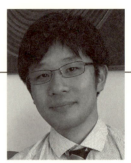

いちはら しん：2003年北海道大卒。国立がんセンター中央病院（当時）で研修後、JA北海道厚生連札幌厚生病院病理診断科勤務。12年より同科医長。「病理医ヤンデル」としてツイッターなどSNSでも情報発信し、人気を博している。

けっこう頻繁に怒っている。ほかの医療者の皆様と違って、ぼくの職務は患者を直接相手にすることはないので、患者の言動にブチ切れる機会はない。でも、しょっちゅう怒っている。怒る相手は同じ医療者であったり病院職員であったりする。けれど、詳しいことをなかなか思い出せない。

たとえば病理医であるぼくの元に、他科のスタッフがやってきて、USBフラッシュメモリを手渡し、「お忙しいところすみません、この症例の病理写真を撮っていただけませんか？」と頭を下げる。そんな、頭なんか下げなくていいですよ、とかなんとか社交辞令を返しながら、ぼくがUSBをPCに挿していると、そいつは油断して股間をボリボリかいている。即座に覇王翔吼拳だ。コノヤロウお前たしか当直明けだよな、俺のデスクの周りに皮脂由来のマイクロミストを散布するのをただちにやめろ！

でもまあ心の中はともかく実際には何も言わない。USBを軽くウェットティッシュで拭いてから続きの作業をするだけである。今のを「怒りのエピソード」として紹介してよいかどうかすら悩ましい。ようやく思い出した事件ではあったが、すでに小ネタになってしまっている。

そういうこと、なのだろうな。

ぼくは、怒りのひとつひとつが瞬間的に終わっていくことを、なんとなくわかるようになった。年齢とともに感情の持続時間というか感情を長続きさせる体力が短くなっているのかもしれない。加えて、ちょっとしたコツというか、怒りをすぐに収めるための手法も、あるにはある。

ライター人格が「怒り」を俯瞰

　怒りを覚えた瞬間に、心の中で、
「この話、ぜったいにツイッターでつぶやいてバズらせてやるぜ！」
と、敏腕のツイッター専門ライターのような人格がピョコンと顔を出す。次の刹那には、怒っていたぼくという存在はすでに一人称の自我ではなく、ライター人格がドローンに乗って空中から眺めているキャラとして俯瞰されている。股間をかいている某氏もまとめて俯瞰される。2人の関係はもはや「彼我」ではなく、等価な「登場人物たち」に変わっている。股間も俯瞰される（言いたいだけ）。もはや全てが他人事となる。あとはこの話題をどのように盛り上げて140文字に収めてツイートするか、そういう方面にメンタルをスイッチすればよい。このやり方、アンガーマネジメントの達人ならばなんと言い表すのだろう？総論を読んでみた。「怒りを客観視する」。それそれ。たぶんぼくがやっているのはそれ。

　注意点として、ライター人格がツイートするのはあくまで「脳内」で行う。実際にツイートするのはバカだ。まれに、いい年をした中年が診療時のプチイラつきを堂々とツイートしているのをみると、怒りを覚える。守秘義務とかないのか。即座に鉄山靠をぶち当てたくなる。すかさずホイッスルが鳴り響き、ライター人格がドローンに乗って上空に到達し、「くだらねぇことにイライラしてんなあ。松平健を2倍にしたらマツダマツダイライラケンケンだよね」などと茶化して脳内タイムラインにツイートして去っていく。「脳内いいね！」が4個くらいついて終わる。

　近頃は脳内でツイートするのにも飽きてきたので、何か怒りのエピソードがあるとすかさず「話終わらせ担当芸人」の人格が現れて、「チャンチャン♪」とい

う。話が続いていても「チャンチャン♪」と言われると話は終わってしまう、という人の性(さが)を利用した高度な魔法である。「一方その頃、スタジオでは…」などとつなげると、さらに効果が増す。場面が勝手に切り替わり、スタジオの有吉が興味なさそうに次のフリップをめくって話がうやむやになる。一朝一夕では身につかないだろう。修行するといい。でも飲み会で使うと怒られるぞ。チャンチャン♪

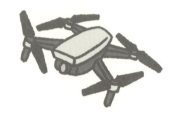

怒らない自分を目指して

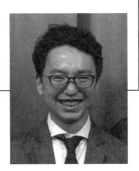

児玉和彦

こだま かずひこ：2003年京大卒。神戸市立中央市民病院、亀田総合病院を経て11年から医療法人明雅会こだま小児科理事長。「こどもの病歴と身体診察を学ぶワークショップHAPPY」主宰。

　私はとても怒りっぽいと自覚しています。幼少時から「気が短いのはダメだ！」と父に怒られた（父のほうが気が短い？　笑）ものです。
　そういうわけで、医師になってからすごく困りました。あるとき何かで目にしたのが「怒りは全てを燃やす」という言葉でした。怒りとともに生きてきたダメな私の告白と成長の物語として読んでいただければ幸いです

自分なりのやりかたをつくろう！

　「やばい、キレそう」と思ったら、あらかじめ決めている「落ち着く工夫」を実行します[1]。例えば、「8秒以上かけて息を吐く」「一瞬だけ診察室にかけてある好きな写真や絵を見る」「席を外して、お茶を飲む」などです。トイレや食事など生理的欲求が満たされないと怒りやすいので、これらは絶対に我慢しないようにしています。
　小児科あるあるの怒りは、「予防接種は打ちません！」といった類の「医療拒否」あるいは、「医療恐怖症」の患者さん（子どもの親）に対するものです。若かりし頃は「これは虐待だ！」「少なく偏った知識で医師に対抗するなんてけしからん！」と怒りを覚えました。いまは、「打ちません」と言ったという「事実」と、

「虐待だ」という「解釈」は異なることを知っています。医療拒否の人が医療機関に来てくれたときには、「興味深い人だなあ」と、その行動の真の意図に興味を持つようにしています。「虐待容疑者」→「興味深い人」と頭の中で自動変換する癖をつけたわけです。

やるしかないと腹をくくろう！

夜間や時間外に受診した患者さんを、「こんな些細なことで受診するなんて、医療資源をなんだと心得る！」と怒ったことがあります。いまは、「医療機関にいるときは、問い合わせがあれば全部全力で診る！」と決めています。「もしかしたら、電話で断れるかも…」という甘い思考に隙を与えないことです。逆に、理不尽な要求に対しては、声には出しませんが「一歩も引きませんよ」というつもりで目に力を込めて、交渉の余地がないことを非言語的に伝えます。

診断や治療がうまくいかないときに、「なぜ、治らないのですか？」という患者さんからの疑問や不安に怒りを感じます。特に、生活習慣病では「あなたが悪いのです！」と患者さんに責任転嫁してしまうこともあります。しかし、食事や運動の習慣を変えられないのは、私の指導力がないからだと思います。「変わらないクライアントはいない。そこにいるのは、柔軟性のないセラピストだ」とはミルトン・エリクソンの言葉です。どんな患者さんにも対応できる臨床力を磨くことが、怒りから遠ざかる方法の1つです。

まあ、いいか♪

色々言ってきましたが、先日、ずいぶん前に一緒に働いていた看護師さんから、「児玉先生にめっちゃ怒られた」という昔話を聴きました。私はすっかり忘れていました。自分が怒られたことは覚えて（根に持って）いるのに。

怒りも幸せも、人間の自然な感情です。ないものにはできません。3歳児を見習いましょう。怒ったり泣いたりしていても、次の瞬間にはけろっとしています。「3歩歩けば忘れる」。私は「まあ、いいか♪」と今日も自分を許しています。この原稿が役に立たなかったとお怒りの読者の方も、「まあ、いいか♪」でお願

いします。何事も訓練です。愛を込めて。

文献

1) 児玉和彦：小児外来での, ちょっと難しいコミュニケーション. 症状でひらめく こどものコモンディジーズ. メディカ出版, 2018, p249.

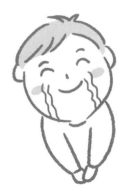

医局員の1リットルの涙

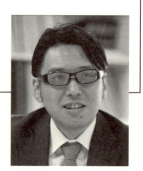

大塚篤司

おおつか あつし：2003年信州大卒。スイス・チューリッヒ大病院客員研究員等を経て、2017年より京大医学部外胚葉性疾患創薬医学講座（皮膚科兼任）准教授。がん、アレルギーのわかりやすい解説で、コラムやツイッター（@otsukaman）でも人気を博している。

みなさんは教授や部長の言葉にイラッとしたことはありませんか？　何を隠そう、私はあります。それもしょっちゅうです。

「なんでこんなことしたの？」

上司の言葉に絶句します。いやいや、あんたが言うたやん。

下っ端はただでさえ忙しい。日常業務に加え、なんだかわからない書類仕事まで回ってきます。それなのに、上司は思いつきで指示を出し、やったらやったで怒られる。やらなかったらやらなかったで怒られる。言った上司は覚えてないから結局怒られる。

私はこれまで何人かの上司のもとで働きました。幸いなことに、どの先生も一流と呼ばれる方々。日本だけでなく世界で活躍する凄い先生ばかりです。

全員に共通していることは、アイディアが豊富。そして、仕事を振るのがうまい。言葉を変えると人使いが荒い（笑）。次々と新しいアイディアが浮かび実現していきます。その生産性の高さは、外の世界から見れば、まさに「華やか」のひとことに尽きるでしょう。

でも、考えてみてください。華やかな仕事の影には、沢山の奴隷協力者がいるのです。ピラミッドをつくるためには重い石を運び、倒れていった名もなき市

民がいるのです。大きな業績の影には、医局員の1リットルの涙があるのです。

来た仕事は断らない

　私のポリシーは、来た仕事は断らない。それは10代の頃に決めたことでした。とあるテレビの番組にて、お笑いトリオのダチョウ倶楽部が「売れる前も売れてからも仕事を選ばない。来た仕事は全て受ける姿勢でいる」、そんな真面目な話をしているのを聞いて、えらく感銘を受けたのでした。

　浅はかな私はそのときに決めたのです。どんな仕事でも引き受けよう。いま思えばなんと勘違いした若造だったのでしょう。そもそも、仕事を依頼していただけるほどの大人になれるのが前提とは(笑)。

できる仕事が増える

　無茶振りを断らずに引き受け続けると、いつの間にかできる仕事が増えます。英語論文を書くのが苦手だった私は、後輩の論文指導までできるようになりました。テロでも起きないかと思うほど嫌だった国際学会での発表は、いまでは外国人相手に1時間くらいの講演もできます。子どもの頃、仮病をつかってまで欠席した合宿は、若手研究者の合宿を運営する立場となりました。

　どれも自分では選ばなかった仕事であり、かつての私がイメージしていた「将来できる仕事」ではありませんでした。結局のところ、私は上司の無茶振りに「はいかイエス」で応えてきたために、いま沢山の仕事ができるようになっているのです。

　いまの職場では毎月、教授を交えた研究ディスカッションがあります。メンバー全員と教授がガチンコで2時間、進めている研究の議論をします。教授からは厳しい指摘も出ますし、素晴らしいアイディアも出ます。少し緊張しながら、私は次の研究の展開を説明します。

　「それ、いいアイディアだね」

　教授に褒められ、私は心の中でニンマリします。そりゃそうです。だってそのアイディア、1カ月前に教授自身が言ったものですもの。

　アイディアが豊富な上司のもとで働くのは楽しいもんです。

計画通りいかないことを楽しむ

大須賀　覚

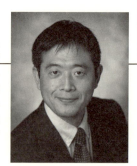

おおすか さとる：2003年筑波大卒。卒業後は脳神経外科医として、主に脳腫瘍患者の治療に従事。新薬開発に興味を持ち、がん研究者に転向。現在は米エモリー大ウィンシップがん研究所に所属。一般向けにがん治療を解説する活動も行い、ツイッター(@SatoruO)でも人気を博している。

　医師は臨床のかたわらで研究にも従事します。この研究という仕事は本当に怒りの宝庫です。研究に関わるもの同士が様々な場面で怒りをぶつけ合うことがあります。時にはそれが原因で、研究チームがバラバラになってしまうこともあります。いかに怒りをうまくマネジメントするかは、研究成功の1つの鍵ともいえます。

　研究に伴う怒りには様々なものがありますが、今回は、「研究がうまくいかないこと」に対する怒りをどのようにコントロールするのかを中心に解説したいと思います。

研究は本来うまくいかない

　研究に伴う怒りで最も多いのは、結果が出ないことへの怒りです。上司と一緒に立てた計画に基づき研究を実施したが、得られたデータは予想と違って先に進まない。そのことに対して、上司や、研究協力者に怒りを抱いたりします。

　怒りは自分の理想と現実とのギャップで起こります。研究経験が浅い医師は、研究というものに対し間違った像を描いていることが多く、実はそれが、このタイプの怒りの主因となっています。

研究は当初の予定通りに進むものという想像は、基本的に間違っています。研究は本来うまくいかないものです。研究は仮説を立て、それを証明する最適な方法を考えて実施されます。しかし、当初の仮説通りに物事が進み、すぐに結果が得られるということはほとんどありません。

予想しえない真理を求める

　患者さんに起こる現象も、細胞レベルで起こる変化も、実際には我々が想像できるものよりはるかに多くの因子に影響されて起こっています。我々が想像しうるシンプルな仮説通りにいくものではそもそもないのです。

　何より、予想しえない真理を見つけるのが研究の真の目的です。そのために一定の仮説を立てて進めていき、得られた結果をもとに冷静に考え直し、新たな仮説を立て、研究をさらに進めて、最終的に当初は予想しえない真理に到達するのが研究です。

　もちろん、当初から想像した仮説通りにいくこともない訳ではありません。しかし、簡単に予想できる仮説は、既に誰かが研究して、報告されていることがほとんどです。予想通りにいっても、結果として新規性がなく、論文にするのは難しかったりします。

　研究を始める前から、迷走することを当たり前と思って臨むべきです。得られる結果が計画と違ったら、正に予定通りと思わないといけません。その違いを楽しみましょう。その予想外の結果から何を考えるのか、その先をどう調べるかに思慮を巡らしましょう。

　患者データを取得して、何らかの2群に分けて変化を見たら、予想外の結果が見られたとします。その場合は怒るのではなく、なぜそうなったのかを真剣に考えます。他の因子があるのではないか、検討対象の患者群が適切ではなかったのではないか、などです。そして、次の仮説の下で調べる。それを繰り返すうちに新たな因子が見つかってきたりします。

　どのような姿勢で研究に臨むかはとても大切です。計画通りにどんどん進むものと思って臨むと、毎回イライラしてしまい、周囲と喧嘩してしまいます。

しかし、計画通りにいかないことを当たり前、むしろ大事なことだと思い臨むと、怒りは生まれずに、むしろワクワクさえしてくるものです。ぜひ、試してもらいたいと思います。

　今回は、研究の結果がうまく得られないことへの怒りについて解説しました。テクニック的なアンガーマネジメントもありますが、このように物事の真理をよく理解することで、怒りをコントロールすることもできます。このアドバイスが若手医師のためになって、研究をより楽しめるようになればと願っています。

常にニコニコ、平静であるために

宮田俊男

みやた としお：1999年早大理工学部卒。2003年阪大医学部卒。同大第一外科を経て、2009年厚生労働省入省。内閣官房補佐官、日本医療政策機構理事を歴任した後、16年医療法人DEN みいクリニック理事長。国立がん研究センター政策室長、厚生労働省参与、日本医師会医療政策会議委員も務める。

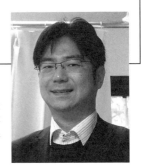

怒りをコントロールすることは重要であるが、特に医師においてはアンガーマネジメントが重要である。

例えば、患者さんやご家族に自分の治療方針が理解されない、またはセカンドオピニオンを受けたいという申し出があった、他院での治療を希望された、といった場合に、自分の治療に自信があればあるほど納得できないだろう。そのとき医師は、怒りのかけらも態度に出してはいけない。

患者さんの不安を理解

どのようにすれば、にっこり笑って送り出すことができるだろうか。なぜセカンドオピニオンを受けたいのか、なぜ他院に行くかどうか迷うのか。それにはまず、患者さんの心理の根底にある大きな不安を理解することが重要である。治療に自信がある医師ほど、そのような心理の理解が不十分な傾向があり、患者さんを無理やり説得できたとしても、その後の訴訟リスクも高まる。どんな医師でも100％の確率で患者さん、ご家族を納得させるのは不可能であることを理解しなければならない。

患者中心の医療にシフトする一方で、ゲノム医療も進展し、医療は一層一般

人に理解しがたい領域に突入している。ネット社会で情報はどんどん増え、サプリメントだけではがんに効かないと説得するだけでも一苦労な時代である。医師の働き方改革も進んでいるが、患者さんと対話する時間はますます限られている。そのような背景を理解すれば、患者さん、ご家族に対し、怒りの感情をセーブできるのではないか。

心の余裕を持つ

　まず相手の感情を受けとめること、そのためには普段から心の余裕を持つことが重要だ。私は旅行したり、釣りやゴルフなど趣味に興じたり、一心不乱に畑を耕したり、睡眠不足を極力避けるなどしている。

　例えば家庭において、配偶者や子どもに言うことを聞いてもらいたいとき、命令的指示で動いてくれるだろうか？　相手の気持ちを大事にしつつ、話をして行動を促しているはずである。外に出てもスタンスを変えずに、丁寧なコミュニケーションを心がける必要がある。知らず知らずのうちに上から目線になっていないか、自分で自分を監視している。

　昨今、チーム医療の重要性が指摘されており、怒りの対象は、看護師、薬剤師、事務員、ケアマネジャーにも広がっている。医師はチーム医療の柱であるが、どうすればいつもニコニコ協働できるだろうか。怒りの感情が沸いても口には出さず、理屈で相手を説得するのも避けるべきである。私は院長になって3年で、小さな組織であっても経営の難しさが身に染みている。日々学びであるが、細かい指示や改めてほしい行動は、直接ではなく、事務部長や副院長から職員に言ってもらうことも選択肢としている。劉邦タイプのリーダーでありたいと思っている。また、普段から飲みニケーションを大事にしている。クリニックではあるが、会社のように人事面接を行い、不満もオープンに聞く雰囲気をつくっている。

　対外関係での怒りのコントロールも重要である。改革マインドがあると、どうしても足を引っ張る人が出てくる。地域包括ケアシステムを進めるうえで、総論賛成、各論反対という状況になる場合もある。怒りを示すことが有効に働

く場合もあるかもしれないが、極力抑えることが重要だ。

家庭においては…

　厚生労働省時代、私がよくアドバイスしていたのは、「その辺を歩いている蟻は、実は人間に悪口を言っているかもしれない。でも気にならないのは聞こえないからだ」と。全ての意見に合わせることは不可能であり、大局観を持ったうえで、小さな意見を聞くことも大事にしながらも、建設的でない意見や挑発的な発言に感情を揺らすようなことはあってはならない。

　さて家庭においては…、とにかくニコニコ耐えることである（笑）。

"腹が立ってしまうこと"への対処法

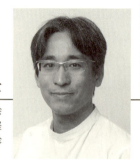

上田剛士

うえだ たけし：2002年名大卒。名古屋掖済会病院、京都医療センター、洛和会音羽病院を経て、18年より洛和会丸太町病院救急・総合診療科部長。

　日々の診療の中に喜怒哀楽があることは悪いことではない。特に理想に燃える若いときには怒りという強い感情が自分を奮い立たせるのに役立つこともある。筆者も我慢強いほうでは決してなかった。むしろ短気であったと言っていい。
　そんな筆者が怒りを別の感情に置き換えたり、表出する場をわきまえるようになったのは、幾人もの"人格者"との出会いと、自分よりも短気な我が子とのやり取りのおかげである。子どもは親とは価値観が全く異なる。しかし彼らには彼らの考えがあり、幼稚園児であっても膝を交えてお互いが納得して交わした約束は安易に反故にしなかった。育児の中で"腹が立ってしまうこと"への対処法を数多く学んだが、このことは職場でも大いに役立った。

全例受け入れを当然のことに

　当時、筆者の施設の総合診療科は救急の大半を担っていたが、中毒患者と精神患者の受け入れ率がその地域で最も高いことに気づいた。そのため我々は疲弊し、苛立ちを募らせていた。救急車の電話が鳴ると嫌味を言ったり、怒鳴ったりする人もいた。
　問題点を整理したところ、総合診療科医として救急診療に興味を持っていた

こと、勉強になる症例を診たいと思っていることが皆の共通点だった。しかし、アルコール中毒などの搬送依頼となると笑顔が消えるのだった。

　解決策の1つとして、医師が受け入れを判断することをやめ、全例受け入れを当然のこととした。これにより、嫌な症例を何かと理由を付けて断ることができなくなった。すると受け入れないための理由を考えることがなくなり、ネガティブなイメージが和らいだ。また、中毒や精神疾患症例に関する学会発表や臨床研究を多数行った。これらの症例から学ぶものが多いことを示すためだった。一番大切だったのは、筆者自身が「ほう、これは興味深い」と言いながら、これらの患者の診療と臨床研究を行ったことだと思う。いつしか後輩たちも、当直中の精神疾患患者について学術的に議論し合うようになった。

「頼りにされた」と考えよう

　若手の総合診療科医は"押し付けられ症例"にも悩まされることだろう。当該科があるにもかかわらず「手がかかる症例は総合診療科へ」という風潮はいくつもの病院に存在するようだ。しかし、1人の人格者が、我々へのコンサルト用紙にこのように記載した。

　「本来は我々が診るべき疾患であるとは思われるが、心理社会的背景や併存疾患が複雑であり、高い管理能力を必要とする症例である。マンパワーがあり、かつ向学心に満ち溢れ包括的な管理能力に長けた総合診療科医に診療を委ねたい」

　若手医師がベテランからこのように丁寧に依頼されることは滅多にあることではなく、我々は感銘を受けながら喜んでこの患者さんの診療に当たった。自分が押し付けられていると感じるか、認められ頼られていると感じるかで、同じ事柄も全く違う感情が湧いてくるものである。押し付けられたと怒る前に「頼りにされた」と思うべく、日々努力している。

　それでもどうしても理不尽としか思えないことは起こる。そのような場合には、「自分の診療範囲を広げるチャンス」と思って本腰を入れて話を聞くことにしている。理不尽であればあるほど、診療の幅がどんどん広がる。これはすれ違いを防ぎ、我々のストレスを軽減し、何より、板挟みに遭う罪のない人々（多

くは患者さん）を救う方法であると思っている。理不尽極まりないとき、奇想天外なストーリーに満面の笑みを浮かべながら、今の自分にできる最適な解決策を考えるのである。

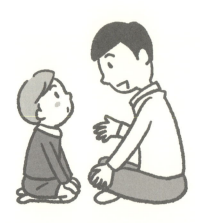

まずは自分が相手を理解する

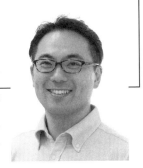

大橋博樹

おおはし ひろき：2000年獨協医大卒。武蔵野赤十字病院、聖マ医大、筑波大、亀田総合病院を経て、川崎市立多摩病院総合診療科医長として家庭医療後期研修プログラムの立ち上げ、運営を行う。10年多摩ファミリークリニックを開業。

　患者さんに対して怒り、そして患者さんの考えを受け入れることによって、自分自身も成長したケースについてお話しします。

　82歳の患者さん、2型糖尿病と糖尿病性腎症にて10年以上、私の外来に通院していました。現役時代は大工で、見るからに頑固そうな風貌でしたが、服薬や生活改善については、私の指導にしっかり従ってくれる方でした。

　しかし、糖尿病性腎症は徐々に進行し、CKDの末期に近づいてきました。いつも自転車で通院されている方でしたので、当然人工透析になっても受け入れてくれると思い、現在の状況と透析治療の適応についてお話ししました。

なぜ、理解してくれないのか？

　すると、彼の口から意外な一言がでました。「俺は絶対に透析はやらないよ。あんなのやるくらいなら死んだほうがマシだ」。私は愕然としました。透析を選択した場合としない場合のベネフィットとリスクについては時間をかけて説明しました。透析を導入すれば、これまで通り自転車で買い物や余興を楽しむことができることも訴えました。しかし、全く彼は考えを変えませんでした。

　そのような「説得」の中で、私は彼に対して怒りの感情が出てきました。なぜ、ここまで説明しても理解してくれないのか？　ただ自暴自棄になっているだけ

なのではないか？ こんな選択をするくらいなら、なぜ私は今までこんなに丁寧な糖尿病診療をしていたのだろうか？ 考えれば考えるほど、彼の考えが理解できず、怒りの感情しか浮かびませんでした。

　事態を打開すべく、彼の奥さんとも面談しました。私1人では説得できないと考えたからです。しかし、彼女の反応も意外なものでした。「あの人は、こうと決めたら誰が言ってもダメですよ。好きなようにさせてやってください」

　本人も本人なら妻も妻だと、怒りの矛先が奥さんに向いたときでした。「今まで何度もあの人の考えに振り回されてきました。でも、いつもあの人は本気なんです。それでどうなっても、自分で責任を取ってきました。私も初めは、ついて行けないといつも怒っていました。でも、今まで私も後悔してないんですよね。正解なんて誰もわからないし、あの人が本気で考えているんなら、私も受け入れようって思ったら、不思議とイライラしなくなったんです」。ずっと側にいた奥さんしか語れない言葉でした。

怒りの感情が消え去った瞬間

　次の日、私は彼にこう切り出しました。「もし、透析しないなら数カ月の命かもしれない。遺影を撮って来ることができますか？」「ああ、いいよ」「わかりました。私が看取ります」。私の怒りの感情が、すーっと消え去った瞬間でした。これから起こりうる事態とその対処法について、奥さんを交えてじっくり相談しました。そして、程なくして外来から訪問診療へ切り替わりました。彼は徐々に衰弱し、尿毒症による精神症状で一時は不穏になり、奥さんにも随分迷惑をかけました。でも、彼女はハイハイと言って、黙々と介護を続けました。そして、最期は奥さんに見守られながら自宅で旅立ちました。お看取りをした後の彼女の「さあ、明日からフラダンスの練習頑張ろう」の一言は忘れられません。

　なぜ相手が自分を理解してくれないのか？ ではなく、まずは自分が相手を理解する姿勢、それがアンガーマネジメントにおいて大切だということを心から感じた出来事でした。どうしても浮かんでしまう怒りの感情、それは自然なものです。しかし、それは自分自身の一方向からしか見ていない故の感情かもしれないということを、彼と奥さんから学びました。

常に感謝の気持ちを持つ

岡　秀昭

おか ひであき：2000年日大卒。神戸大病院感染症内科、東京高輪病院などを経て、17年より埼玉医大総合医療センター総合診療内科・感染症科准教授。

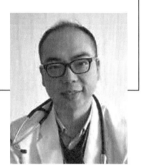

　感染症専門医としてHIV診療に自信をつけていた頃、ある病院でHIV患者を診断したところ、病院長から呼び出され、診療を中止するよう業務命令を受けた。HIV感染症診療の進歩や感染性の低さなど正論を説明したものの、理解が得られず、私の怒りは爆発した。結果、私たちは部下を含め一同救急科に転属となり、全員で退職することとなった。

怒りに怒りで報いるのは愚か

　お釈迦さまは怒る者にこのように言ったという。知恵ある者に怒りなし。カッと腹を立てて得することはありません。怒りに怒りをもって報いるのは愚か者のすることです。

　人は不思議なもので、拳を上げれば、相手も拳を上げる。怒りを浴びせれば、相手も反撃をしてくる。お辞儀をし、道を譲れば、相手もお辞儀をして道を譲ってくるものだ。やはり怒りに怒りをもって報いるのは愚かなことになる確率が高いのだろう。

　私の心がけるアンガーマネジメントは、とにかくまず感謝に置き換えてみることである。辛いことが起きたら、感謝する。これでもっと強くなれると。ピンチ

になっても感謝する。これでもっと強くなれると。

過去の失敗談、いまの私ならこうするだろう。まず怒りを鎮める。どうやって？なぜ病院長はHIV診療を中止させるのだろう？ もしかしたら他の職員が猛反発していて、私を守るためにそうしてくれているのかもしれないと考えるようにする。そして、心を穏やかに、院長室へ向かう。

私「いつもありがとうございます」

院長「HIVはここで診てはいけない」

私「大変申し訳ありません。ご心配いただきありがとうございます。それでは今回は先生のご指示の通りに進めてまいりますが、今後同様な症例が診断された場合、どのようにすればよろしいでしょうか」

こうできたなら、その後の展開が変わったかもしれない。

感染症専門医は大抵、よくわからない発熱では血液培養を採取してほしいと思っている。そして、血液培養なしに抗菌薬を処方されてしまうと、正直なところ、多かれ少なかれ怒りが芽生えている。しかしここで、培養を取らずに抗菌薬を出してはいけません！ と感情に任せて責め立てれば、人によっては萎縮し、敬遠され、自分を守るべく反撃してくる人もあるであろう。

感謝の気持ちを伝える

「いつも一生懸命に感染症の患者さんを診ていただいて、ありがとう。いまの患者さんについて、何かお困りではないですか？ え？ 熱源がわからなくて困っているんですね。では、大変お手数ですが、まずは血液培養を取ってみてはいかがでしょう。もし可能であれば、次回からは抗菌薬を開始する前に血液培養をご検討いただけると、とてもありがたいです」

こうできると、大抵はうまくいく。本当に。

私のアンガーマネジメント、それは常に感謝の気持ちを持つこと、そして感謝の気持ちをまず伝えることである。これを身につけるのに20年近くかかってしまいましたが。

最後まで読んでいただき、ありがとうございました。感謝。

怒りの正体

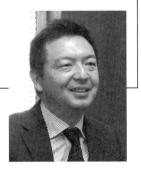

齋藤 学

さいとう まなぶ：2000年順天堂大卒。沖縄県浦添総合病院、鹿児島県徳之島徳洲会病院などで救急医として活動した後、15年、"離島へき地で戦える医師"の養成に向け、合同会社ゲネプロを創設。

　私はそう怒りっぽくないほうだ。だからこそ、怒ったときの対処は苦手だ。今回は、私の怒りにまつわるエピソードを、恥ずかしながらご紹介する。

怒りのとばっちり

　建設現場からの転落外傷が搬送されるという一報が入った。救急室ではいつものように受け入れの準備が始まり、救急や外傷外科志望の研修医も続々と集まってきた。間もなく患者を乗せた救急車が到着し、私は後ろのドアを開けた。すると患者はうつ伏せに寝ていた。太い鉄筋が、背中から飛び出して貫通していたのだ。幸いにも意識はあり、痛みを訴え唸っていた。

　どのように患者にアプローチするか考えていたときだった。突如、何かが目の前を横切った。外傷外科志望の研修医がベッドに飛び乗り、診察を始めようとしたのだ。気づくと私は、「どけー！」と怒鳴っていた。「すみません！」彼はすぐさまベッドから降りた。

　冷静沈着が大前提の救急で、不必要な怒声だったと反省したのは、患者の処置が終わった後のこと。「どけー！」ではなく「ちょっと待って〜」でよかったのだ。仰向けで運ばれてくる"はず"の外傷患者のイメージ像と現実とのギャップに私

は焦り、衝動的な怒りを生んでしまった。研修医にとってはとばっちりである。

怒りを受け入れ、学びに生かす

朝8時半。交代の時間になってもドクターヘリの当番の後輩が来ない。
「誰か電話したか？」「つながりません」
そんな矢先、離島からヘリの要請が来た。
「誰か代わりに行けるか？」「はい、僕が行きます」
搬送は事なきを得た。そうこうするうちに、寝ぐせをつけた後輩が姿を現した。
「すみません…」
彼なりの理由はいくつもあった。苛立ちはあったが、今回は怒鳴らなかった。しかしこれで済ませてはいけないと思い、信頼する師に助言を仰いだ。
「遅刻に理由はない。医療の遅刻は死に直結する」
簡潔なアドバイスだった。私は、遅刻した当番医に3カ月のドクターヘリ業務停止を言い渡した。ドクターヘリ業務が大好きだった彼は、ヘソを曲げることなく素直に仕事に励んだ。そして3カ月の業務停止後の当番初日、彼はヘリ基地の入口に車を停め、そこで一晩過ごした。いまでは立派なクリニックの院長をしている。

人の"怒り"見て我が振り直せ

救急部ができたばかりの頃、看護体制に納得がいかず、救急の師長と2人で看護部長へ直談判に行った。話し合いが思う方向に進まず、しまいに私は地団駄を踏むほど怒っていた。師長が、そんな私の肩をトントンと叩いた。
「齋藤先生、落ち着いて」
人望は厚いが、かなり怒りっぽい性格で、皆から鬼軍曹と言われていた師長からの意外な言葉。部屋を出て、「師長は怒っていないんですか？」と尋ねると、「あんなに先生が怒っていたら、俺の怒りも収まっちゃうよ」。思わず2人で顔を見合わせ吹き出してしまった。看護部長の部屋に大きな鏡でもあれば、ゆでダコのようになった自分の姿に苦笑し、もっと早い段階で怒りを鎮めることが

できたかもしれない。

　怒りをコントロールする鍵は、カッとなったら一呼吸置くとか視点を変えてみるとか、そんなことかなあ、と薄々気づいてはいる。が、それを実行するのが最大の難関だ。怒りの中にちょっとした人間模様も見えて、後から振り返ると滑稽なものであるなあ、などと思っている私には、なおさら難しい。

　しかし、こうして過去の怒りと向き合っているいま、怒りの皮を被った本当の気持ちが見えてくる気もする。それは焦り、もどかしさ、不安…など様々だが、怒りに比べてコントロールしやすい気持ちである。どんな状況でも怒りの正体を見極められるようになれば、感情に任せて怒り、後味の悪い思いをする機会も減っていくだろう。

求められるのは
受容や信頼や笑顔

小宮山学

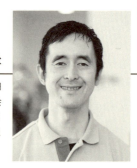

こみやま　まなぶ：1999年東京医大卒。亀田ファミリークリニック館山、医療法人鉄蕉会森の里病院等を経て、2010年湘南真田クリニック院長、15年ありがとうみんなファミリークリニック平塚開設。

　アンガーマネジメントとは、どう上手に怒りの感情をコントロールするかというものだが、私の悩みは、そもそも怒ることが苦手なことにある。正確に言うと、怒るべきタイミングでも怒りの感情を上手に、または下手にでも、表出することができない。怒る場面では、「んー、どうしたものか…」と思考整理するか思考停止してしまい、すべて終わって1人になって考えたとき、「ちょっとマテ、これは怒らないといけない！」と、ふつふつと怒りが湧いてくるが、タイミングを逃した後ではどうしようもない、ということも多い。他者への怒りの表出は、ムッとするくらいはたま～にあっても、「怒った」とはっきり言えることはほとんどないように思う。

怒りは相手の課題に土足で入ること

　特に患者さんに対しては、怒るということはまずない（他の先生に怒られちゃった～、という患者さんの愚痴はよく聞くが）。薬を飲んでいない、生活の管理ができていない、ということも、つい「そっか～」「難しいよね～」と共感のほうが先にきてしまう。もともとそんな反応をしていた上に、『嫌われる勇気』を読んで、アドラーの「課題の分離」という考え方を知ってからは、ますます「薬を

飲むか行動を変えるかは患者さんの課題であって、怒ることは相手の課題に土足で入ること」と考えるようになった。

それでも年に1、2回、稀に怒ることはある。ほとんどが他の事業所に電話でクレームを入れるときなど、ひと呼吸置き考えてから怒りを表出できる場面だ。ただそのときでも、怒鳴るというより低トーンで怒りの表現をしつつ、なぜ怒っているのか相手に説明するという感じなので、周囲で電話を聞いている人には、あまり私が怒っているように見えないかもしれない。

本稿を書くに当たり、総論の野口由紀子先生のインタビューを読ませていただいたが、「問題となる怒り」で自分に当てはまるのは、②の「持続性」ではなく、「思い出し怒りをする」くらいだった。また、怒りの表現方法のタイプでは、6つのタイプそれぞれにすぐ思い当たる人はいるのだが、何度読んでも自分はどのタイプでもない。自分のことには盲目なものなので、周囲のスタッフにも総論やこの原稿も読ませて意見を聞いたところ、やはり「どのタイプでもないですね」とした上で、「怒っている雰囲気がわかることはある」「もっと怒ってください！」と言われた（笑）。

怒らないからよいというものでもない。怒らないのは「強く出られない」ということと表裏一体でもあるからだ。例えばスタッフにセクハラ発言や行為を繰り返す患者さんなどにはしっかり怒らなければいけないのだが、怒り慣れていないものだから、眼の前でセクハラ発言をした瞬間などでも、怒るタイミングを逃してしまう。スタッフからすれば「んもう！　そこはちゃんと言ってよ」となる。下手な怒り方はしないけれど、出るところはしっかり出るというのが理想だが、なかなか上手くいかない。

自分に合った居場所を選択

それでも、自分がやっているのは地域医療であり町医者であり家庭医なので、怒ることや強く出ることが苦手でも、受容や信頼や笑顔（こっちは割と得意）が求められる場面のほうが圧倒的に多く、競争より協働が必要なことが多いので助かっている。これが競争の激しい研究職や、権力うずまく白い巨塔、ビジネ

ス界などに身を置いたら、すぐに窓際に追いやられていただろう。「怒り」を軸に、そんなふうに自分を振り返ってみると、結果として、上述したような自分の性質に合った居場所を自然に選択していたのではないかと思う。

　アンガーマネジメントは怒りのコントロールがメインなのだが、「怒れない人のための上手な怒り方」もぜひ大きなトピックスにしてほしい。結構ニーズはあるんじゃないかなあ。

医療安全、怒り、マインドフルネス

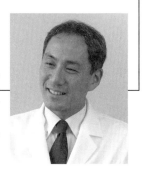

藤澤大介

ふじさわ　だいすけ：1998年慶大卒。国立がん研究センター東病院精神腫瘍科、Massachusetts General Hospital、慶大医学部精神神経科などを経て、同大医学部准教授（医療安全管理担当）。

医療安全に怒りは大敵である。心身のコンディションが良くないとき、注意・集中力が低下してミスが起こりやすくなる。HALT（Hungry：空腹、Angry：怒り、Late：遅れ・焦り、Tired：疲れ）なときは、いったん手を休め、いつも以上に慎重に医療を進めるよう意識する必要がある（注：haltとは「止まれ！」の意味）。

医療安全管理には、医療事故が起こらないよう平生から予防策を講じるリスク・マネジメントと、医療事故が起きた際に被害を最小化し、関係者を守るクライシス・マネジメントがある。後者では、患者さんやご家族からのお怒りを受けることも多い。多くはもっともなお怒りである。医療の質管理や医療者の態度・対応についてのご指摘は、質向上に向けた貴重なご示唆と受け止める。自身の病院や職員をかばいたい気持ちも湧いてくるが、そこは、反論によってではなく受け止めることによって、他の職員に怒りの矛先が向かずに済み、それが病院や職員を守ることにつながると認識する。

メンタル・ピクチャーのずれ

怒りや衝突は、両者のメンタル・ピクチャー（頭の中で想定している世界観）

のずれから生じていることが多い。両者の歩み寄りが大切だが、どちらのメンタル・ピクチャーにより近づけるのかは状況によって異なる。

医療側のメンタル・ピクチャーが世の中から大きくずれていることは多い。電車や飛行機が数分遅れただけでも運行会社の落ち度を感じるのに、病院で患者さんを待たせることに同レベルの責任を認識している医療者は少ないだろう。少しでもそれを改善したいと思う。個人への働きかけは簡単だが、背後にある構造的問題は取り組みが難しい。温かい心を持って医療の道を選んだ医療者が、医療のある局面で驚くほど硬直した言動をとる背景には、マルチタスク、過重労働、画一化された訓練など、組織や教育、医療構造の問題がある。

患者さん・ご家族と医療者との医学的知識・経験の差は、メンタル・ピクチャーのずれの大きな要因となる。どうして傷が治らないのか、熱が下がらないのか、など、患者さん・ご家族が持つ病気や医学のメンタル・ピクチャーを少しでも改訂できるすべを思案する。そこにたどり着くためには情緒に棹ささずに聴く一定の時間も必要である。

医療における怒りの感情は、つきつめると、病（やまい）というものの存在、医学・医療の限界、命が有限であること、などへの怒りに行きつく。それは怒りというより悲しみに近い感情であり、その点では患者さん・ご家族も医療者も同じ舟に乗っている存在である。ただ魂が鎮まるのを祈る。

マインドフルネスとの出会い

私自身は、マインドフルネスという考え方や実践に出会って、それがずいぶんと自身の情緒コントロールに役立った[1]。この体験を多くの医療従事者に届けたいと願って、マインドフルネスに基づいた医療者支援プログラムを開発し、それがストレスや燃え尽きの低減に役立つかどうか、臨床研究に取り組んでいる[2]。

文献

1) 佐渡充洋, 藤澤大介：マインドフルネスを医学的にゼロから解説する本．日本医事新報社．2018．
2) レジリエンスと思いやりを構築する医療従事者へのマインドフルネス・プログラム（Mindfulness for health professionals building resilience and compassion：MHALOプログラム）の効果研究（臨床試験登録番号：UMIN000031435）．

「怒るべき時」はある

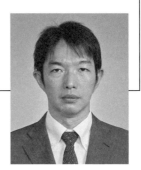

宮本雄策

みやもと ゆうさく：1998年聖マリアンナ医大卒。国立精神神経センター武蔵病院（当時）、聖マリアンナ医大を経て、2017年より川崎市立多摩病院小児科部長。

現在8名の小児科医を部下に持つ立場だが、部下たちに「アンガーマネジメント（以下、AM）についての原稿依頼が俺に来たぞ！」と話したら、皆大爆笑であった。「何かの嫌がらせですか？」と涙を浮かべた奴までいる始末。確かに私はよく怒る。部下が爆笑したくなる気持ちもよくわかるのである。

「怒る」とは、感情を露わにして我慢できない気持ちを伝えること、強く咎めることとされている。「怒る」と「叱る」を使い分ける場合も多いが、辞書的には同じ意味であるらしい。

真剣さを伝える

「AMは怒らないことではない」と総論にも書いてあるが、現代の日本では「怒る」という行為は非難の対象とされているようである。漢書にも「兵が忿る（いかる）者は敗れる」とあり、古よりそのように考えられてきたのであろう。しかし経験的に「怒るべき時」というのはあるように思う。「怒るべき時」を「戦うべき時」と言い換えてもよいかもしれない。「怒らない人」という評価は、冷静に判断をすることができるというポジティブな一面がある反面、「他者に興味がない」「事案に真剣さが足りない」という面を含んでいることが多い。私は部下にも

コメディカルにも患児やその家族にもよく怒るのだが、真剣さを伝えるには必要なことだと考えている。

愛情と教育の視点が重要

　部下に対して怒るときは、行動の変容を求める場合が多い。「次からこうしてくれ！」という内容である。これらのケースでは、誰に迷惑がかかるのか、明らかにするようにしている。患児を危険にさらす場合、コメディカルに残業を強いる場合、病院にクレームが寄せられ対応が必要となる場合…、いろいろな場合がある。しかし、怒る場合には「あの人に迷惑がかかっただろ！」ではなく、「君が医師として生きる上でマイナスになる」というメッセージが伝わることが重要だと思う。こどもに対する躾と同様だろう。電車内で騒ぐこどもの横で、スマホに集中していた母親が時々叫ぶ、「お願いだから静かにして！」という怒り方ではこどもに伝わらない。「お願い」と言った時点で「私のために静かにしてほしい！」という意図をこどもに見抜かれるからである。あくまでも「電車内で騒ぐような人間になってはあなたが困るのだ！」という気持ちが必要なのだ。若い（幼い）人への怒りには、愛情と教育の視点が重要と考えている。

　もう1例、自分の所属する組織のために怒る場合を挙げる。病院ではコメディカルの管理職から、「こちらの部門は人が少ないので、今後この作業は医師に行ってもらいたい」という提案をされることが少なくない。そんなとき、私は必ず真剣に怒ることにしている。「そちらに人が足りないのなら、あなたが代わりにやりなさい！」がいつもの発言である（もっと乱暴な言葉を使うときもあるが…）。当然だろう。（例えば）看護部門に人が足りないのは医師の責任ではない。看護部門の管理職がその業務を負担すべきである。小児科に人が足りなければ、部長である私が救急外来を行うし当直もする。管理職として当然である（やむをえない）。これを放置することは、病院にとって管理職の自覚低下を引き起こし好ましくないと考えるし、私の部下から「うちの部長は我々の負担増を看過した！」と思われることも危惧する。マキャベリの「人間は自分を守ってくれない者には忠誠を誓わない」という君主論の1節は、人間社会の真理であると考えて

いるからである。

　怒った後も重要である。「あなたの行為・言動への怒りであり、あなた自身を否定したのではない」と伝えねばならない。しかし、それを言葉にするのは難しい。私自身は言葉のかわりに笑顔で挨拶をすることだけは欠かさないようにしている。

救急医として末永く楽しく働くために

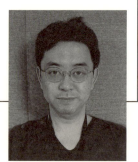

岩田充永

いわた みつなが：1998年名古屋市大卒。名古屋大、協立病院、名古屋掖済会病院等を経て、2012年より藤田医科大救急総合内科学教授、救命救急センター長。

　私は大学病院、市中病院で内科学、老年医学、救急医学の研修をしたのちに、現在は救急の場で働いています。救急に限らず、臨床の現場は多数の患者が受診して外来が混乱する、緊急事態なのに処置が円滑に進まない、コミュニケーションが不調で治療が円滑に進まないなど、様々な「想定外」の事態に直面します。これは医局など組織運営においても同様です。

　私は学生時代から頭に血が上りやすく、「ピーピーやかん」と言われたくらいでした。当然、アンガーマネジメントという言葉を意識したことはありませんが、臨床の様々な場面で自分が犯してきた数多くの失敗を振り返ってみると、そのほとんど全てが平常心を失い苛立ちを抑え切れなかったときに発生していることに気がつきました。「○○（患者、看護師、上司、後輩、同僚。つまり他者）のせいで自分は迷惑をこうむった」という、誰かに対して怒りや恨みを抱いているような苛立った精神状態では、診断のための頭も冴えないでしょうし、処置の腕が鈍るのは当然の結果です。

頭の回転は上機嫌に宿る

　そのことに気が付き、医師として人間として尊敬する先輩方の日頃の立ち振

る舞いを観察してみると、彼らは臨床現場での大半の時間を「ニコニコ上機嫌な様子」で過ごしており、現場にユーモアを創り出していることがわかりました。一見軽症に見える中から何か言葉にできないようなものをセンサーで感知し、隠れた重症を発見するセンスや、一刻の猶予もない緊急事態に冷静に指示出しができる頭の回転は、上機嫌でいる精神状態に宿るのだと理解しました。「ERで平常心を失わなければ、大きな間違いは犯さない」と救急の師から教わりましたが、ER診療のABCD（A：当たり前を、B：バカにしないで、C：ちゃんとやる、D：どんなときにも）を実行するための平常心の維持は、本当に難しいものです。

他の誰かが冷静に対応

　私は、平常心を失っていないかセルフチェックするため、自分に平常心欠如のサインABCD（A：アホ、B：バカ、C：カス、D：ドケ）が出現していないか確認するように心がけています。

　師からは「週末の午前2時に泥酔患者を平常心で診療できるようになったら、一人前の救急医になったと思いなさい」とも教わりました。医師になって20年経ってもこの域には達しません。しかし、このような場面で私よりも若い医師や看護師が先に苛立ってくれると、私ははっと我に返り、「自分だけは冷静でいるふりをしなければ。偽善者に徹しよう」と頭を冷やすことができます。若者が頭に血が上ることは、年寄りの頭を冷やす効果を持っているのではないかと感じることもあります。ERのようなチームで働く場所でのアンガーマネジメントでは全員が平常心になるのは難しく、誰かが平常心を失って怒ったら、他の誰かが冷静に対応するという、チームワークがとても大切であると感じます。

　自分に平常心欠如のABCDのサインが出たと認識したら、若い医師に「先生、僕より先に"このヤロ〜"って怒ってくれないかなあ…、そうしたら僕が、"まあまあ、そう怒りなさんな"って偽善者の役をしますから」とお願いすることもあります（笑）。だって僕が先に怒って、後輩になだめられたらちょっとカッコ悪いでしょ。

立ち止まることが重要

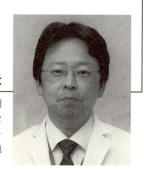

大曲貴夫

おおまがり のりお：1997年佐賀医大卒。静岡県立静岡がんセンター、国立国際医療研究センター国際感染症センター、国際診療部等を経て、2017年同センター病院副院長、AMR臨床リファレンスセンター長。

　医療現場にいると辟易することがある。やたらめったら怒る者の存在である。何であんなに他者に怒るのだろうか？　怒って何かをしても、いいことは1つもない。不利になるだけである。話もまとまらない。自身の能力も低く見られてしまう。結果、まともに仕事ができなくなる。ただし、気を抜けば自分もそうなりかねない。

　私なりに把握している「怒り」の欠点は以下の通りである。まず、怒った状態での発言は隙があったり論理的に問題があったりする。結果として自分の立場を悪くする。また、怒った状態で議論をしたところで、まともな議論はできない。物別れに終わるだけである。コミュニケーションにすぐに怒りが入る人を、他の人は敬遠する。すぐに感情に任せて発言する人間を、周囲は未熟な人間と見做す。コミュニケーション能力に欠ける人間として敬遠されるようになる。

　自身の怒りの感情は実は周囲にも伝わる。よって所属する組織やグループ内に余計な緊張や不安を持ち込むことになる。怒りやすい人間は組織で浮いてしまう。また、怒りが原因で人間関係は容易に傷つき、しかもその関係はなかなか修復されない。この時代、怒りを込めたコミュニケーションは、相手の受け止め方によってはパワハラと認定される場合もある。やたらと怒りを込めたコミュニケーションをとっている方は、このような不利益についてご存じだろう

か？ このような内容は、現実にはなかなか人からは指摘してもらえない。だから気づいていないのではないだろうか？

一歩引いて眺める

　私なりにとっている怒り対策は以下の通りである。まず、怒りを込めて発言してくる人間の挑発に決して乗らないことである。そのためには「相手が怒っている」様子を一歩引いて冷めた目で眺める。このようにして、相手の怒りの感情を受け止めずに意識的に受け流す。

　しかし、その努力も甲斐なく気持ちが波立ってしまったら？　自分が怒って何か発言しようとしたら、とにかく一呼吸する。そして黙る。言われっぱなしでは負けた気がするので、すぐに言い返そうとしたくなるが、そこはこらえる。無理に言い返してもまともな対応はできず、問題をこじらせるだけである。怒って発言しているということは、冷静に考えて発言している訳ではないので不完全なものになり、自分を窮地に陥れることになりかねない。また、相手の怒りの感情を増幅することは間違いない。

怒りを伝えるメールは送らない

　これはメールも同様である。仕事やプライベートの区別なく、メールの応酬で喧嘩を繰り広げる見苦しい様をよく見かける。売り言葉に買い言葉でメールを返しても何も生まれない。怒りを伝えるメールはそもそも送らないほうがいい。返事をしないと言われっぱなしで自分が負けたように感じてしまうかもしれないが、決してそんなことはない。どうしても必要と思うなら、一晩おいてから見返すことだ。その頃には自分のアタマも冷えていて、メールを送る気も失せるかもしれない。

　冷静な相談相手を持つことも重要だ。自分の気持ちが波立っているときに、その相手に相談することで、冷静なアドバイスをもらうことができ、自分も怒りを収められるかもしれない。

　要は、怒ってしまってその場で間髪入れず何かをしようとしても、結局うまく行かないということだ。そこで止まることが重要だと考えている。

「キレたら切れる」を避ける

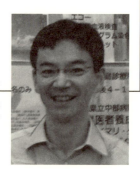

本村和久

もとむら かずひさ：1997年山口大卒。沖縄県立宮古病院、同中部病院、沖縄の離島診療所である津堅診療所、王子生協病院等を経て、2008年より沖縄県立中部病院総合診療科。

　患者さんは56歳女性、糖尿病で私の外来に通院していた方である。仕事を理由に通院は3カ月に1回、さらに薬物療法はグリベンクラミド1剤のみとご自身が決めており、徐々に血糖コントロールは悪化、HbA1cは12％台となっていた。

　しびれや感覚低下といった末梢神経障害は既に出現しており、このままでは、網膜症からの視力低下、腎機能悪化からの腎代替療法（透析療法）が必要となる状況が数年以内に起こることを繰り返し説明したが、「私は食事に気をつけているからこのままで大丈夫」、と現行治療のみでインスリン自己注射は拒否されていた。

　2年間くらいこの状況で経過を見ていたが、ある日、病状が進行するまま外来で診ていくのに耐えられず、「どうしてインスリンを使用したくないのか教えてほしい」としつこく（4回くらい）聞いてしまった。患者さんは、「そんなに問い詰められてもできないものはできない」という返事のあと、外来に来なくなってしまった。私のイライラがダイレクトに伝わったためと深く反省した。

「結果にコミットする」

　10年以上、総合病院で総合内科医として仕事をしているためか、この患者さ

んのように一般的な治療にのらないとか、アルコール性肝硬変の末期で酒を飲んでは問題行動を起こして家族とも専門医療機関ともつながりがなくなり、寄り添うしか方法がない患者さんを診ることが多い。患者さんの自己責任として、悪くなるのはしょうがない、継続性を考える必要はない、との考えもあるかもしれないが、病状が悪化してからでは関係性を構築するのが難しく、日常生活に影響が出てくると医療に頼る部分も大きくなるので、細く長く患者さんとの関係を続ける必要を感じている。私でなくとも誰かが辛抱強く診てくれる、と思うところもあるが、「結果にコミットする」ことを常に考えている。

感情を出すことのデメリット

私のアンガーマネジメントを1つ挙げるとすると、「(私が)キレたら(患者さんとの関係性も)切れる」を避けることである。その場でムッとすることもあるが、患者さんの長期の結果を考えると、医師が感情を表に出すことのデメリットが大きいケースが多いと感じている。総論で野口由紀子氏が述べている「まぁ許せるゾーン」を長期的視野で広げ、重要と思う継続性を、「行動のコントロール」の拠り所にしている。

外来に来なくなってしまった患者さんは、その後足に熱湯をかけてしまい、当院の外科を受診したのをきっかけに、血糖コントロール目的で私の外来に紹介された。私では患者さんは嫌ではないのかと思ったが、患者さんは以前のことに特にこだわりはなく、またフォローがはじまった。数年後に腎機能は悪化、透析療法は拒否されていたが、糖尿病性ネフローゼから心不全症状が徐々に出現、なんとか説得して透析を始めることになった。患者さんは「なんでこんなに治療を拒否してきたのか自分でもわからない」と話をされていたが、いまは週3回の血液透析はあるが日常生活を普通に送ることができている。透析になるまで患者さんの行動変容を導くことができなかった不全感はあるが、生命の危険を回避して、いまもお元気でいるのは最善ではないが悪くない結果であり、患者さんとの関係が途中で切れても、またつながってよかったと思っている。

認識の修正が急務の課題

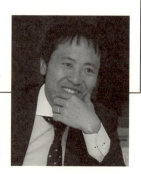

岸田直樹

きしだ なおき：1995年東京工業大理学部中退、2002年旭川医大医学部卒。静岡県立静岡がんセンター、手稲渓仁会病院等を経て、18年より北海道科学大薬学部客員教授。総合診療医、感染症コンサルタント。

　アンガーマネジメントの大切さを医師として日々実感する。正直、後から考えたらどうでもいいことで怒ってしまうことがあるし、怒ったことで後悔することはあっても良かったと思うことはまずない。簡単に言えば、多くは無駄に怒って損をしている。さらに、怒りに任せて力づくで論破できたとしても、そうした手法では時間が経つとじわじわと悪影響が出てくるものだ。相手を明らかに不快にしているため、結果的には反発を招いて、次は絶対に受け入れてくれないという"一生の敵"をつくってしまっていることが多い。

　しかし、怒りは人間である限り、なくせるものでもない。上手くプラスに活かす方法があるのであれば自分も知りたいと思う。アンガーマネジメントについては、ひとまず私は反面教師であることをご理解いただきたい。

　さて、私は何をしている医師か、簡単にご紹介したい。感染症コンサルタントという立場と総合診療の指導医（特に研修医指導）という立場が臨床現場では多いので、その側面でのアンガーマネジメントをご紹介できればと思う。立場上、医療現場のヒエラルキーで多くは上に位置し、コンサルティング、教育、指導など、世間一般から見れば偉そうなことをすることが多く、以下のような場面で怒りを覚え、イラッとしやすいように思う。

私がイラッとしてしまう「○○すべき」「○○するもの」

①感染症
- 抗菌薬開始前に培養を取るべきである
- 血液培養は当然、2セット採取すべきである
- 抗菌薬はPK/PDに基づいて投与されるべきである
- CRPのみで感染症を評価すべきではない
- 風邪に抗菌薬は投与すべきではない
- 接触感染対策としてガウンや手袋を着用すべきである
- 患者ごとにアルコールでの手指衛生をすべきである

②研修医指導
- 研修医はadmission summaryを入院当日に書くべきである
- 研修医たるもの積極的に学ぶ姿勢を示すべきである
- 研修医はカンファレンスに欠席・遅刻すべきではない
- 研修医は指導医の指示に全面的に従うべきである
- 研修医は礼儀正しくあるべきである

イラッとするのは捉え方次第

　自分が置かれている立場で「○○すべき」あるいは「○○するもの」と考えると怒りが生まれやすい。自分に限らず、多くの感染症に関係する医療者、指導医がこうした考えを持ちやすく、自分にもそのフェーズは明確にあったが、いまはできるだけそのようには考えないようにしている。適切な感染症診療のため、研修医のためという思いから出ているつもりだったが、決してそうではないことに気がついた。誰々のためと言いながら、優先させているのは「自分の立場」であり「自分の欲求」ではないであろうか？

　イラッとするのは捉え方次第なのだ。感染症に関する「○○すべき」がなされていないのは、そのような学びがなかったからではないであろうか？　純粋にその医療者が知らないだけではないであろうか？　大切だとは聞いていても、実際にそのメリットを実感したことがないからではないであろうか？

また、研修医に関する「○○すべき」がなされていないのは、研修医が研修の忙しさで一杯一杯になっているからではないであろうか？　身内の不幸や恋愛など、周りで何か起こっているからではないであろうか？　研修でうつになっていないであろうか？

　このように、アンガーマネジメントにおけるコアビリーフ、つまり判断の価値基準は人それぞれであり、臨床現場での一般常識や他人（他科）の理屈、研修医にとっての常識と自分のそれとは、意外に離れていることも多いのだが、それに自分は気がついていなかった。ひとまず、これらの多くは自分で自分を不快にしている。

　また、時代の急速な変化で、このコアビリーフも修正変化させなくてはいけないのだが、多くの人はそれに気がついていない。行動の修正以上に認識の修正が、この変化の激しい時代において急務の課題であると自分は感じる。「昔はそういうものだった」などと言っていないであろうか？　この認識の修正をしないと、社会に不調和な、時代遅れの怒りを自分でつくってしまい、周りから見たら極めて滑稽と思われているかもしれない。昔は間違っていなかったのかもしれないが、いまは当てはまらないことは、特に変化の激しい医療現場では多い。

いかに現場に問題意識を持ってもらうか

　アンガーマネジメントにもつながる考え方として、自分が日々心掛けていることは、感染症の側面では正論の押しつけではなく、いかに現場に問題意識を持ってもらうかに力を注ぐこと、研修医教育の側面ではこうするべきだとか、教えてやるという上から目線の指導ではなく、変化の激しい日々の臨床の疑問を研修医とともに考え悩み、ともに学ぶ仲間になること（研修医といえども、教わる：教える＝7：3、と日々言っている。7教えるから俺にも3教えてくれと）であると感じるが、まだまだ未熟な自分に一番イラッとする今日この頃である。

木鶏への道は遠い

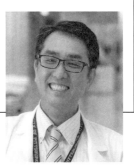

清田雅智

きよた まさとも：1995年長崎大卒。飯塚病院初期研修医を経て99年より総合内科スタッフ、2010年より飯塚病院総合診療科診療部長。

研修医の先生は、私がしばしば怒ることをよく知っている。研修医の態度に対して怒っていることがもっぱらだが（技能や知識がないことで怒ることは基本的にないつもりだが、相手がどう思っているかはわからない）、多くはプロとしての責任感を感じないと思ったときに怒る。その場合、かなり感情的（情熱的）だと自分でも思っている。私は卒後4年目から23年目の現在まで指導医としての振る舞いをしているが、未熟な時代はおそらく相当怒っていただろう。それは責任感を持って仕事をすると、一生懸命になる結果だと思っている。

患者さんに悪いことが起こらないようにという気持ちや、研修医をなんとか成長させたいという気持ちが強く出ると、良かれと思って細かいことまで、お節介を焼こうとする。変えさせようという意識が強いと、相手が変わらないことに怒りを感じやすい。

"いかる" と "おこる" は違う

10年もすると、しばらく会わなかった後輩医師から、「今にして思えば先生に怒られたことが理解できるようになった」という声も聞くようになった（だから怒ることが良いという訳ではなく、怒ることでダメにしていることもきっと

ある)。そういう言葉を発する人には、実は怒るといっても、"いかる"と"おこる"は違い、前者は感情の爆発であり、後者は愛情表現であることを話す。響く人と響かない人がいるので、画一的に対応すると、単に自分勝手な指導医にしか見えないだろう。

　過去にあった失敗では、早朝のカンファにいつも遅刻してくる研修医の例が思い出される。仕事ぶりは真面目なのだが、どうしても遅れてくる。社会人として失格だと思って強く怒ったことがあった。何度言ってもやはり遅れてくる。こちらの怒りもエスカレートして、感情的な"いかり"も入るようになった。しかし、実は研修医はうつになり、不眠になっていたのである。完全に逆効果であった。うつになっている患者さんを治療する過程で、こういうこともよく起こることが、後によく理解できるようになった。

医師は理屈っぽい

　この失敗は比較的若い頃に起こったのだが、合理的に思えない場面ではそれに至った背景を十分理解しなければならず、理屈に合わないからダメだと即断することは危険だと思うようになった。しばしば医師は理屈っぽいので、理屈が通れば自分に正当性があると思いがちだ。一旦リセットして少し身を引いた感じで俯瞰的に見直す作業をしないと、思わぬ落とし穴に自分自身が陥る、という視点を持つ必要がある(医療事故防止のため手術室で行うようになったタイムアウトに似ている)。

　この失敗から得られた教訓は、摩擦を起こしている表面的な事象は目につきやすく、その事象の裏にある相手の感情や行動は見えにくい、ということである。相手の感情や行動を自分の感覚だけで判断すると、自分の見識の偏りから逆に摩擦を起こしていたということだ。診療の場面で起こる対人関係でのコミュニケーションのギャップの背景には、性格的な要素だけではなく、パーソナリティー障害、自閉症スペクトラム障害、強迫とその関連疾患、精神発達面の問題を含んでいることが多いという印象を最近持っている。怒る前にはこれらの存在を確認しないと安心できなくなった。

偉そうに語っているが、忙しくなるとどうしても我が出てきて、"怒り"をうまくコントロールできないことがいまでも多い。年に一度は、患者さんを不快な気持ちにさせただろうと強く反省している。神様ではないので"怒り"をなくすのは至難の技だ。逆にいうと人間らしさでもあるのかなあ、と割り切るようにしたものの、木鶏となるのにはまだまだ道は遠い。

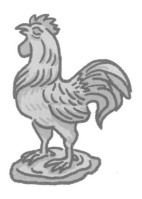

思うに任せぬ現実を持ちこたえる

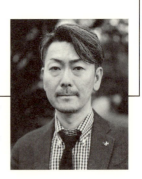

松本俊彦

まつもと としひこ：1993年佐賀医大卒。神奈川県立精神医療センター、横浜市大等を経て、2015年より国立精神・神経医療研究センター精神保健研究所薬物依存研究部部長。17年より同センター病院薬物依存症センター長を併任。

本気でキレるわけにはいかない

　私が専門とする依存症臨床は、通常の感覚でいえば、腹の立つことの多い分野だと思う。依存症患者には「ああいえば、こういう」式に弁の立つ人が多く、医療者を批判する際にはこちらのかなり痛いところを突いてくる。アルコールや薬物の欲求に駆られながらもそれを我慢している患者は、医療者に妙な八つ当たりをしてくるのがつねであるし、断酒・断薬の強い意志を表明して入院した患者が、翌日には心変わりして性急に退院を要求してくるのも日常茶飯事だった。

　そんなわけで、駆け出し時代、私は一体何度、「あーっ！　ったくもう！」と、大声で叫びながらブチ切れたいと思ったことか。とはいえ、精神科医の数少ない商売道具は「冷静で、淡々とした態度」だ。まさか本気でキレるわけにはいかない。

　いつ頃からか定かではないが、私は、依存症専門病院での診療業務が終わると、繁華街の一角にある、うらぶれたゲームセンターに日参するようになった。店に入ってそのゲーム機の、ラリーカーそっくりのシートに身を沈めると、そ

の瞬間、私はコリン・マクレーになり変わった。そう、CG画面でリアルに再現される砂漠や雪原のコースを凝視しながら、汗だくになってステアリングを左右に激しく切り、Hパターンのシフトレバーをめまぐるしく動かし、コーナーというコーナーをドリフトで駆け抜けたのだ。

　毎日やっていたせいで、腕前はかなり上達した。コースはすべて頭のなかにインプットされ、コーナーごとのブレーキングポイントや選択すべきギアも、全て身体が覚えた。まもなく私は、その店の最速タイムランキング常連となり、そのゲームに興じていると、周囲には学校を終えた中高生が集まってきた。そして、自分がステアリングを操作していると、背後から「見ろよ。この人、すげえ」と噂する声が聞こえたものだ。

　あの頃、あの馬鹿げたゲームに一体どれだけの不毛な時間と小銭を費やしたであろうか。おそらく当時の私はちょっとした依存症の状態だったと思う。たとえば、友人との飲み会に行っても、「今日中に仕上げないといけない仕事があるから」などと嘘の言い訳をして一人早めに席を立ち、ゲームセンターに向かってしまう、といったことは一度や二度ではなかった。また、仕事をしていても、そのゲームのことを思い浮かべては、就業時間が終わるのが待ち遠しく感じた。

まやかしの万能感

　しかし、悪いことばかりではなかった。勤務時間中、意外にもこのゲームをめぐる空想が、自分の心の平静さを保つのに役立っていた。たとえば、ある日、院内で患者同士のけんかが始まり、病棟から緊急の呼び出しコールを受けたとする。「ち、またトラブルか」と内心舌打ちをし、ため息をつきながら、私は廊下を小走りに進む。すると、脳裏には空想のラリーコースが映し出され、私はそこを全開走行する錯覚の世界に滑り込むわけだ。私は、廊下の角を曲がるたびにシフトレバーを3速から2速に叩き込み、コーナーの出口を凝視する自分を想像する。馬鹿げた空想だが、そんな空想に耽っているうちに、不思議と波立った心は鎮まり、病棟に着く頃には冷静になっていた。そして、仕事が終わるのを待ちかねたようにゲームセンターに飛び込むのだった。

まるで一人遊びをする子どものように、夢とうつつの境を失い、空想上の万能感に酔い痴れてゲームに没頭する。確かに馬鹿げた行動ではある。しかし、思うに任せぬ現実の臨床を持ちこたえるために、私にはそうしたまやかしの万能感が必要であり、同時にそれが私のアンガーマネジメントだったのだ。

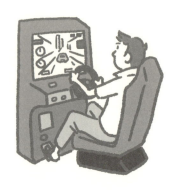

コミュニケーションの重要性

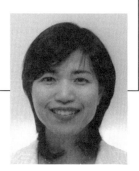

矢野晴美

やの はるみ：1993年岡山大卒。米ベス・イスラエル・メディカルセンター、テキサス大、南イリノイ大、自治医大等を経て、2018年より国際医療福祉大医学教育統括センター・感染症学教授。

　医師の生涯教育のなかで、自分の診療やプロフェッショナルとしての行いについて振り返り (reflection) をすることは非常に重要です。以前、登山家の故栗城史多さんの講演会に伺ったとき、自身の感情のメタ認知（自分が自分を客観視する）が最も大切と話されていたのを思い出します。もし自分が自分を客観視する瞬間があれば、少なくとも他人に対して「怒り」をぶつけることはなくなると思います。

　一方で、日常業務に追われ、時間的なスケジュールがタイトになると、精神的なゆとりが少なくなり、つい、周囲の方に感情を出してしまうことがあります。私の日常でのアンガーマネジメントをご紹介させていただきます。

　私の「怒り」の種類は、総論の野口由紀子先生にご教示いただいた分類では、複数にまたがっていることがわかりました。1) 公明正大、2) 博学多才、3) 威風堂々、4) 外柔内剛、5) 用心堅固、6) 天心爛漫のうち、どれも当てはまることがあり、反省いたします。

臨床現場の「不条理」への「怒り」

　帰国して14年目になりますが、この間、専門家として「社会に必要なこと」

を推進したいとの思いが強く、臨床現場での「不条理」に「怒り」を感じて、活動してきた経緯がございます。他人に対して直接、怒りをぶつけることはないですが、講演などでは、やはり声を大にして主張してきたと思います。

教育病院の勤務では、学生、研修医の方と教育回診をします。現場に「必須の知識」が普及していないことで、患者の生命に関わるような診療上の問題がある場合、院内の診療科内での症例カンファレンスでは、「怒り」をこめた発言になっていたと思います。

また、臨床現場教育において、学習者がこちらの期待通りに学習してこない場合、あるいは、一度確認した内容を十分に自習せず、同じ勘違いをしたり、同じ質問に何度も答えられない状況では、かなり「イライラ」を感じます。私自身、成人の学習理論を学んでいるにもかかわらず、何が問題なのか、どこをサポートすべきかを十分に認識できず、少しきつめのフィードバックをしました。その場合、すぐに謝るように努めていますが、言われた者と言った者では、感覚に相違があり、十分な信頼関係がなければ、一度関係がぎくしゃくした場合、修復は難しいことを感じます。学習者のプライドが高い場合にはさらに困難を感じ、私自身の教育者としての技量が問われます。

相手の「怒り」はSOS

今回、執筆の機会をいただき、改めて自分が何に対して「怒り」を感じるのか、それに対してどう対応すべきかを見直す機会となりました。日常業務で感じる「怒り」に対して、双方の事情を十分に話し合うこと、コミュニケーションの重要性を改めて感じます。医師、教育者、専門家として、幅広い人たちに対応する力量を持つこと、相手の感情や問題点を受け入れる器を持つこと、相手の「怒り」は相手のSOS（ヘルプの信号）と思って対応すること、などが自分の今後の課題であると思います。

厄介なのは感情

長谷川有史

はせがわ ありふみ：1993年福島県立医大卒。同大第二外科、救急科を経て、2014年より同大放射線災害医療学講座主任教授。15年原子力災害医療・総合支援センター長兼務。

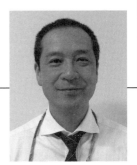

「大激怒・大爆発」の機会はめっきり減った。加齢による心身感受性の低下、周囲関係者の多大なる配慮、あるいは昨今の世論への過剰適応の結果か。とはいえ、時には自分の中に起こる「制御困難な怒りの感情」に直面し面食らう。そのときの自己対処について、私は以下のように考えている。

①怒りはネガティブ

　怒りは多くの場合、怒る者・怒られる者の双方にとってネガティブに作用し、結果的に目的達成を阻む。

②戦略としての「怒り」

　メッセージを伝え目標を達成する手段として、意識して「怒り」を用いる場合がある。

③怒りは年に3回まで

　上記故、怒りは年に数回に留め、平時は極力平静でいる。

④相手のフレームで考える

　相手の立場や状況を勘案し、その思考のフレームを推察する。その結果、相手の行動の理由が理解できた場合、怒りが軽減する場合がある。

⑤人は自分の鏡

相手の中に自分自身の持つネガティブな面を見いだしたとき怒りが増長することがある。

⑥厄介なのは感情

可能な限り感情を排して、怒りの対象者に、怒りの理由と解決方法を伝える。怒っただけでは、怒りの根本原因は解決しない。

学生の口頭試問で

医学部学生の追試験（1グループ5人の口頭試問）でのこと。第1グループの中に、学生A君がいない。遅刻の連絡もない。「実習が長引いているのかも」「理由があるなら彼が説明するだろう」と他受験者ら曰く。私を含む3名の試験官は、口頭試問を始めることにした。

30分後、第1グループの追試験が終わり、第2グループを呼び入れると、A君はその中にいた。堂々としていて特に遅刻を詫びるでもなく、饒舌に試問に回答している。私以外の試験官は、彼に対して何もコメントしない。私は怒りを抑えられなくなってきた。「そろそろ終了時間ですが、長谷川先生から何か質問はありますか？」と司会の試験官。そこで私はA君に以下の質問をすることにした。

「君は外科医で、手術が長引き、君が招集した会議に間に合わなくなってしまったと仮定しよう。そのとき君はどう行動する？」

A君は怪訝な顔で私を見た。そして考え込んでしまった。「手術は大切だけど、会議に集まった人には迷惑がかかるしなあ〜。手術からは離れられないし、どうしたらいいだろう…」。答えが出ない。（A君は本当にどう対処すべきかわからなかったんだ…。そういえば、自分にもA君のような面があるな）私は彼の態度に自分を重ね、嫌悪感を伴う怒りを感じていたのかもしれないA君は私自身だった。

厄介な感情の制御と本来の目的の達成

私はA君に以下のアドバイスを行った。「手術は生命に関わるが、会議で人は

死なない。手術は抜けられないよね。だけど人の価値観は多様で、全ての人が手術の重要性を理解してくれるとは限らない。実際、会議の参加者はそのために貴重な時間を費やしているのも事実だよね。だとしたら、やむを得ない事情で予定を変更する場合にも、状況説明とお詫びが必要じゃない。例えばオペ室外回りのナースにお願いして会議室に電話を入れてもらい、君の状況を説明できるんじゃないのかなあ」

　A君は将来、幾度となく同様の状況に遭遇するであろう。そのとき、重要業務に従事していれば、他の約束を破っても周囲から理解してもらえる、という理論は必ずしも通用しない。私はA君にそれを伝えたかった。そして、周囲の理解が当然と言わんばかりのA君の態度に（過去の自分を重ね感情が昂ぶり）怒りと感じたのだ。「遅れるなら連絡を入れろ！」「試験以前の問題だ！」と怒鳴っていたら、A君にはひねくれ教員のイメージだけが伝わり、私の真意は伝わらない。私も自己分析と自省が困難であった。

　この日、例によって遅延帰宅の私を見て妻曰く「厄介なのは感情よね」。妙に腑に落ちた。妻への説明とお詫びはさておき「そうだよね、厄介なのは感情だよね」

スーダンでの医療支援活動におけるアンガーマネジメント

川原尚行

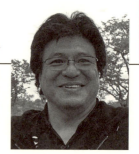

かわはら なおゆき：1992年九大卒。97年同大医学部大学院修了。98年在タンザニア日本大使館医務官、2002年在スーダン日本大使館医務官、06年NPO法人ロシナンテス理事長に就任、現在に至る。

　外務省の医務官として赴任したスーダンは内戦中で、我が国は欧米諸国と足並みをそろえ、同国への二国間援助を停止していました。内戦下で劣悪な環境にあるスーダンの人達のために医師として何かできないかと考え、外務省を辞し、2006年にNPO法人ロシナンテスを設立しました。冷静に振り返ってみれば、事業を開始した当時の私は頭がおかしくなっていたとしか考えられません。勝手に正義感に溢れ、自己陶酔した状態で、自分の思い通りにいかないと、同国のNGO制度に対して怒ってばかりいました。

怒りの連続

　スーダンは、1989年に軍人のオマル・バシールがクーデターで政権を奪取し、大統領に就任しました。2003年にダルフール紛争が勃発し、大統領に大量虐殺の疑いで国際刑事裁判所（ICC）から逮捕状が出ます。この裁定が下されたのは、NGOがICCに虚偽の事例を報告したことからで、そのためスーダンでは、NGOに対し厳しい管理体制が敷かれたとも言われています。実際、政府の人道支援委員会（HAC）が、NGOの事業、人事、ドナーなど全てを管理し、何をするにもHACの許可が必要となります。

我々ロシナンテスも、採用していた日本人スタッフがHACに拒否されること数回、移動許可が発行されず計画していた事業をキャンセルしたり、出国ビザが発行されず帰国できないなど、思い通りにならなかった事象がありました。許可が下りるまでに何種類にも及ぶ書類の提出、書き直しがあり、最終回答を得るまで数カ月を要することもあります。本当に怒りの連続でした。

法の遵守、正義はその次

　そこで私は、なぜそのような事態になったのか分析し、対策を講じました。

①強すぎる正義感

　困っている人達に医療を行うことを優先するあまりに、時間のかかるNGO制度を遵守せず事業を行っていました。異国に身を置くということは、その国の法を守らなければいけません。正義はその次です。

②自分だけの交渉

　HAC担当者を採用し、彼女からアドバイスをもらうようにしました。役割分担をはっきりさせ、チームによって事象に対処するようにしました。

③相手の理解不足

　ここではイスラム教の思想に基づいて物事が動きます。明日は10時に会おうと約束すると、相手から「インシャッラー（神の御心）」と返ってきます。そして約束が破られるたびに、この言葉に怒りを覚えていました。彼らの「アッラーの神の御心」を、日本人である私は「お天道様の言う通り」と理解するようにし、約束が守られなかったのは他の要因があったのではないかと思っています。いまでは、私自身が「インシャッラー」という言葉を好んで用います。

④大局的視点の欠如

　スーダンは親欧米国家ではなく、欧米に対して「騙されないぞ」という気概で国の制度が設計されています。日本は欧米陣営であること、またNGOというものは、日本以外では政治的に利用されることもあることを頭に置いておくと、いま自分に不都合なことが起きているのも、この全体の流れで起きているのだと理解できます。

クーデターで大統領解任

　2019年4月11日、軍がクーデターを起こし、30年独裁を続けてきたバシール大統領を解任しました。最初は大統領の指揮下にあった軍が、約5カ月に及ぶ大統領退陣要求デモの影響で、最後は民衆の味方になりました。大統領に対する民衆の怒りが見事にコントロールされ最大化して、軍をも動かしクーデターを成功させたもので、正義が既存の法を越えたとも言えるでしょう。

　今後この国がどうなっていくのかまだ不透明ですが、どんな政治体制で、どんなことが起こっても、法を遵守し、チームで対処し、イスラムの思想を理解し、大局を見据えて、スーダンでの医療支援活動を継続していきたいと思います。

感情は二の次、とにかく前に進める

松村真司

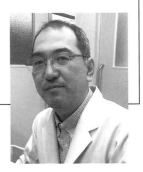

まつむら しんじ：1991年北大卒。国立東京第二病院（当時）、米カリフォルニア大ロサンゼルス校、東大医学教育国際協力研究センター等を経て、2001年より松村医院院長。

「怒り」についてこれまでの自分を振り返ってみたところ、私には人よりこの「怒り」という表現形態が極端に少ないかもしれない、という思いに至りました。特に仕事上ではそうかもしれません。もちろん医師として様々な対応をするなかでは、これはちょっとひどい、と思うことも多々ありましたが、そういう場面においても「悲しい」「悔しい」という感情のほうが先に湧き上がり、少なくとも自分から「腹が立つ」という感情になって表面に出てきたことは、過去の経験を思い返してみても一度もありません。

むしろ怒ってもよかったのでは…

逆に、これは自分に問題があるのかもしれませんが、先に相手から怒りをぶつけられることが多いような気がします。そんな時にも「よくこんなふうに怒ることができるなあ」と、逆に自分はどんどん冷静になっていくのです。そして後になってから、「あの場面では、自分はむしろ怒ってもよかったのでは…」などと、変に反省することもしばしばです。

これには、これまでの成育歴がある程度関係しているのかもしれません。私が多感な時期を過ごした時代は、今よりもっと明らかな暴力に満ち溢れていた

ように思います。特に私の通っていた中学・高校は生徒管理が非常に厳しい学校で、ささいなことに対して教師から体罰が行われることは日常茶飯事でした（もちろん今は違います）。そのころから背が高く目をつけられやすいこともあり、しばしばこのような教師のターゲットになりました。理不尽な暴力にさらされる経験を繰り返すうちに、どんなひどい対応をされても、それに対して感情を出すと逆にさらにひどい目に遭う、ということを学習しました。

その結果、私は「心ではどんな罵詈雑言を吐いていても、表面上は平気な顔で対応できる」という、いわゆる面従腹背ができる大人になりました。そんな自分にとっては、少なくとも仕事という場では、自分の感情は二の次にして、まずはとにかく前に進める、というように感情と実務を切り分けることは比較的簡単にできるのです。親しい友達とか家族などに対してはこのような切り分けはできないのはもちろんのこと、あくまでもこれはプロとしての切り分けです。

ストレスにどう対処すればよいか

ただ、このことが良いことかどうかは別問題と考えています。たとえ仕事上のこととはいえ、自分の感情にふたをできる自分は、ある意味不誠実な人間であるともいえます。人間は感情の生き物です。「嬉しい」「楽しい」「悲しい」と同じように「腹が立つ」という感情を持つのは自然なことであり、それはむしろ人間として必要なことだと思っています。仕事においては、感情を上手に管理しつつ実務を進めることの必要性は理解できます。

ただ、感情はただ単に管理すればよいものでもありません。感情の管理をできるようにすること以上に、そのことによって生じるストレスを管理することのほうが自分にとっては大事な気がします。特に、昨今は正面切って怒りをぶつけられるストレスよりも、ネットを介した匿名の人々の感情に触れることによって生じるストレスのほうが大きく、これらにどう対処すればよいかを考える毎日です。

患者・家族の不満や怒りに早期に対応

後 信

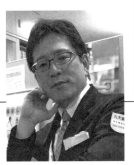

うしろ しん：1991年九大卒。米ニューヨーク大、厚生省（当時）等を経て、2006年九大病院特任助教授・病院長補佐。11年日本医療機能評価機構理事。14年九大病院医療安全管理部教授・部長。

インシデント事例で経験する不満・怒り

　筆者は高度急性期医療を提供する医療施設の医療安全管理部に所属し、日々、様々な種類のインシデント報告やその他の相談を受ける機会がある。その中では、患者・家族の不満や怒り、それに対するスタッフの戸惑いに接する機会が多い。しかし医療者に対して一方的に不満を述べる患者・家族に対して、二次的に医療者にも不満や怒りが生じることがある。そのような状況を回避するためには、患者・家族の不満や怒りに早期に対応することが重要と考えている。具体的な経験に基づき、次のように対応している。

①患者・家族に対する共感の段階

　相手の感情を受け入れ、それを表出させるために時間をかける。これにより、言いたいことが十分に言えていないことから生じるストレスを軽減させることができる。

②論理的な思考による論点の整理の段階

　患者・家族の話の中から、具体的な不満や怒りのポイントを見出して整理する。この作業をする間に誤解が生じている点を明らかにして、可能であれば誤

解を解く、患者・家族の理解の内容を確認する、等を行う。
③合理的かつ論理的な話し合いの段階
　重要な論点に関する当方の考え方を、「患者－医療者・医療機関」という関係に十分配慮しつつ、できるだけ明確に説明する。

患者・家族の具体的な要望

　患者・家族の不満の中には、医療側への様々な要望が含まれることがある。多くの事例に対応するうちに、それらの内容の多くを繰り返し経験してきた。具体的には、例えば次のようなものが挙げられる。
・経緯を文書で欲しい
・(病院長に)謝罪してほしい
・そちらに非があるのだから、自宅まで説明、謝罪に来てほしい
・医療事故ではないか、調査をしてほしい
・会話を録音させてほしい
・誠意をもって対応してほしい
・医療ミスなので医療費を払うつもりはない
・法的手段に訴えるつもりだ
・報道機関にこの件を話すつもりだ
・説明は聞いたが、それでも納得できない

要望への回答や対応と考え方

　管理者を含め、病院スタッフは、このような不満や怒りの対応に慣れていないことから、突然これらの要望を聞くと直ちに判断ができず、戸惑うことになる。そこで説明のポイントや想定される質疑応答について、認識や話法をすり合わせるための、「予行」ともいうべき打ち合わせを、医療安全管理部において行っている。
　打ち合わせは、実際に説明の場に臨んでいる状況を想定して行われる。例えば、①起立して相手を迎えること、②着席の順、③司会者の指名、④録音への

対応、⑤説明のポイント（責任を認めて謝罪する範囲）、⑥最も厳しい質問を想定した質疑応答、⑦議論が膠着状態に至ったり水掛け論になったりしそうな場合に、その状況を終了させるための話法等を打ち合わせている。

　打ち合わせの際に重要なのは、対応の案を検討する際の考え方である。いたずらに駆け引きをしたり、紛争を有利にしたりすることを意識することなく、真実や正義を常に意識しながら打ち合わせを行っている。「どんな説明でもいいから相手を納得させられればよい」「相手が納得するならどこまでも譲ってよい」「患者・家族との対立を避けることを何よりも優先する」といった考え方はとらない。

　このような取り組みを続けることで、あらかじめ患者・家族の要望の内容を想定して説明の場に臨むことができるようになり、患者・家族の不安・不満を早期に軽減、解消するだけでなく、医療者の不安・不満・怒りの軽減にも寄与していると感じている。

内なる"怒り"との共存

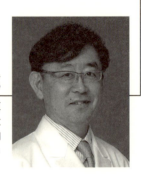

小林一広

こばやし かずひろ：1991年北里大卒。同大東病院、埼玉県立精神保健総合センター、北里大精神神経科を経て、99年城西クリニックを開設。2014年より医療法人社団メンズヘルスクリニック東京院長。

　その昔、私自身が研修医だった頃のお話です。未成年の少年が入院され、ご家族に現在の病状と今後の治療方針の説明をしていたのですが、どうもこの父親にアルコール依存症を疑わせる言動が認められたのです。
　医者になりたての血気盛んな研修医は、息子の疾病や治療に対して理解をせず、あまりにも非協力的な態度であった父親に業を煮やしてしまい、「一体あなたは自分の息子さんとお酒とどっちをとるというのですか！」と声を荒げてしまいました。
　すると「そんなことまで言われたら、俺だってそりゃ〜、酒を取るよ！」と返されてしまい、アルコール依存症とは単なる酒好きではなく、とんでもなく大変な疾患なのだということを痛切に実感したのでありました。

"怒る"と"叱る"の境界線

　最近はニュースなどでも、些細なことが一瞬にしていざこざに発展して、最後には重大な事件に帰結するケースを見聞きすることが珍しくはありません。昨今の様々なスポーツ団体におけるパワハラ問題も、根っこの部分は指導者の怒りが生徒や教え子に向かって一方的に爆発したもののように見えます。
　よく昔から"怒る"のと"叱る"のは似て非なるものと言われます。パワハラ指

導者やパワハラ上司はあくまでも「叱っている」と言い張るのでしょうが、その境界を明確にすることはなかなか困難ではないかと思います。

"怒り"とはただ単に感情を表出するだけのものであり、"叱り"にはその裏側にちゃんとした愛情や教育的意味合いが存在するものと説明されても、結局最後の最後は受ける側がそれをどう捉えるかの問題でしょう。

自分の怒りを一方的に、臆面もなくぶちまけることで、対人的なコミュニケーションや自身の置かれた社会生活に支障をきたしてしまうのは、自分にとっても周囲にとっても良いことはないのは明らかです。

得てして人間は、怒る前触れとして不安や心配が先に立ってしまうものです。そういった不安やストレスが降りかかったとき、我々は無意識に「防衛機制」という方法で対処するものなのです。この防衛機制がうまく機能できないと、時としてそれが怒りに変化してしまう場合もあるのかもしれません。

喜怒哀楽は必要不可欠な感情

とはいえ、人間生きていれば喜怒哀楽は当たり前のことであり、「それでは皆さん、自分の中の"怒り"をきちんと管理しましょう！」なんて、普通に生きていくことを無理強いされているようで、そこに若干の息苦しさを感じてしまうのは私だけでしょうか？

常に周囲に対して忖度しつつ、自分を正直に表現することが難しいなんて、本当に住みにくい世の中になってしまったものだと痛感してしまいます。そして、このような持って行き場を失った閉塞感こそが、昨今のネット上に匿名で罵詈雑言を書き連ねるという行為に及ぶ人達を増やしているのだと思います。

ところで"怒り"とは、外に向けて一方的にまき散らすだけのものなのでしょうか？　私は自分を向上させるために必要な、自身への内なる"怒り"は、この混沌とした世の中を突き進んでいく上で必要不可欠なものだと思っております。

確かにこのような種類の怒りにもそれなりの管理は必要不可欠です。しかし、その己に向かう内なる"怒り"の火こそは消さないよう、まだまだ精進していく所存である！　と心に誓った場末の一精神科医でございます（苦笑）。

周りのアンガーマネジメントに支えられて

山本一視

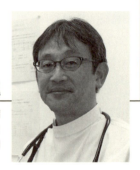

やまもと　かずみ：1989年九大卒業。千鳥橋病院で初期研修後、東京北病院、立川相互病院を経て、2006年千鳥橋病院総合診療科、18年同院長。

　つい先月のこと。20年ぶりにかつての職場の仲間や先輩達と再会の宴が開かれた。当時の先輩看護師が、「救急外来に池袋から泥と汗まみれの重症のホームレスの青年が運ばれてきたとき、バリバリに固まった長髪を私が切ったら、先生、『なんで本人の同意もなく切ったんだ！』ってめちゃくちゃ怒ってさあ。忘れもしないわ」と言う。僕は25年前、下町のその小さな病院で、そんなふうに怒っていたらしい。

　その頃の僕は、「下痢で苦しい」と入院している中年男性のことを、カンファレンスで多くのスタッフが「詐病ではないか」と発言するのに反発して怒ったり、当時はまだ少なかったAIDSの患者さんを診療の中途で専門医療機関に紹介するよう総師長さんから言われ、「本人も家族もここでの診療を望んでいるのに！」と食ってかかったり、およそ多職種協働のイロハもわきまえない"怒りんぼう"な若手医師だった。「患者さんと医学に誠実だったら、みんなわかってくれる」という信念に首まで浸かっていた。

　20年ぶりの思い出話で遅まきながら気がついたのは、アンガーマネジメントなんてしていなかった僕に対して、周りのスタッフがアンガーマネジメントしていたのだということだった。

同僚のひと言

　そんな直情的な僕に転機が訪れたのは、多摩地域の病院で呼吸器科の病棟医長をしていたときのこと。「医師のことで相談したいことがある」と病棟師長さんに言われ、カンファレンスルームへ。事務長と総師長が同席という物々しさの中で、医師の行動に関する苦情、改善要求がどんどんリストアップされていく。途中で、「ひょっとして、これには私のことも含まれています？」と聞くと、「全部先生です」との即答。カーッと頭に血が上り頬も熱くなっていく中、色々と反論めいた言い訳をした。これまでの医師人生を振り返っても最も激務だったあの頃、自分では「よくやっている」と思っていた。

　頭も心もざわついたまま自分の机に戻り、隣の信頼する同僚に同情してほしくて顛末を話すと、じっくり聞いた彼は、「お前が悪い」とひと言で叱ってくれた。キツイひと言だったが、それで頭が冷やされた。同僚のあのひと言が、僕をまともに成長させてくれたと思い、いまも感謝している。

些末なムカッは意識下で処理

　いまでは僕もだいぶベテランになり、すっかり「物わかりのいい優しい医師」になっているのだろうか。今回アンガーマネジメントに関する執筆依頼を受けても、すぐには思い当たるエピソードがなかった。

　しかし文章を書くことにして日々意識していると、実は色々とムカッと来ているのだ。例えば、次回外来の予約の相談で、その日は出張で外来ができないと説明しても、「いやいやそれでは湿布がなくなるし、私どもの都合があるので困ります」とYESと言ってくれないとか、こちらの理解を超えるような患者・家族とのやりとり、定期訪問診療1軒目でいつも持っていく診療器具を看護師さんが「忘れました」と取りに帰り、数軒先でまた別の処置道具を「すっかり忘れて」取りに帰るのに全く悪びれる様子がみえないとか、些末なことだ。

　こういう些末なことに対する「ムカッ」は、普段は大抵意識下で処理されているのに気がつく。自分の考えやモラルとは異なるように映る相手に、「そこには

きっと僕の知らないワケがある」と想像して興味を持つ自分がいる。また、そこでムカッと来ている自分に「あっ、いま俺ムカついてる？」と興味を持つ自分がいるようなのである。

　「ずいぶん優しくなっているんだって？　怖かったあの頃がよかったのになあ」と昔の仕事仲間、特に看護職が無責任にもそう言う。じゃあ僕は何かを失ってしまったのか？　患者のためと怒りに任せて怒っていたほうがいいのか？　そうではないだろう。おそらくそれは、あの頃の一途さへの肯定であって、怒りの表出への肯定ではない。

　怒りを覚えるのはパワーがある証拠でもある。特に若い頃は、そのパワーとそれをコントロールする成熟度がアンバランスで、なかなか処理が難しい。だからこそアンガーマネジメントを学ぶ必要があるのだろう。

ユーモアが怒りを和らげる

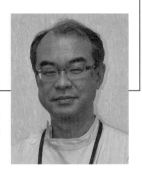

塩尻俊明

しおじり としあき：1989年奈良県立医大卒。武蔵野赤十字病院、NTT東日本関東病院、東京医歯大を経て、2016年より総合病院国保旭中央病院副院長。

　ある日、電子カルテで担当チームの患者さんの状況を確認していると、ある患者さんが昨日から1日6回の下痢ありとのナース記録を見つけました。患者さんを見に行くと、下痢が治まらずつらそうでした。その患者さんの担当研修医に、「Aさんが昨日から6回下痢しているけど、だいじょうぶかな？」と質問すると、「はい知っています」と答えました。

　昨今、自分の患者さんが下痢していることですら、上級医や指導医に指摘されるまで知らない研修医もいる中、患者さんの状況を把握していることに、ひとまず安心。

　「なんでだろう」と聞くと、「ああ、それはお腹を冷やしたせいです」「え？でも入院中だよ」「冷房で冷えたのかなと思いました」「でもさあ〜、どうしてそう考えるの」「患者さんがそう言ったので」

　と、一応原因を考えてくれてはいたようですし、患者さんの言葉は時に真髄をついているとはいえ、入院中の下痢について一般的アプローチをしておいてほしいと思いました。

　「それでどうしたの？」「はい、昨日からお腹を温めてもらっています」「え〜と、でもさあ〜、まだ全然下痢が治まっていないようだよ」

私の中の「あるべき姿」には遠い

　入院中に発症した下痢の原因を、お腹が冷えたことによると考えてしまい、下痢を抱えた患者さんへの適切なアプローチを怠っているのではないかと思いました。下痢でつらそうにしている患者さんに速やかに対処する、というのが研修医のあるべき姿と考えました。この事例は、私の中の「あるべき姿」には遠いように感じ、「どうしてそんなことを言うのか」「研修医にはこうあってほしい」「正しくない対応なのでは」といった驚き、落胆、そして、「なんでそういう考え方で患者さんを結果的に放置するのか」という怒りの感情がこみ上げてきました。「どうしてそうなっちゃうの？」と問うと、「すいません」を繰り返すばかりでした。

　患者さんへの対応は早急に行う、という方針を再確認しましたが、その場を離れて少し考えてみると、この研修医は、ちゃんと患者さんの症状を、誰に指摘されることなく自分で把握し、問診をし、自分なりに鑑別を考え、「お腹を冷やしたせい」という結論に達し、「お腹を温める」といった対症療法の方針を立てていたわけです。研修医とは思いもよらない考え方をするものだ、となんだかおかしくなり、くすっと（いやアハハ）と一人笑いをしました。

2人でエピソードを共有

　ちょっと滑稽ですが、研修医としての役割は生真面目に果たしていたわけですから、なんだか面白い話に思えて、むしろ怒りより「くすっとした笑い」の方向に感情が向きました。患者さんに関わることを笑いと捉えるのは不謹慎かもしれませんが、「くすっとしたユーモア」で自分の怒りをマネジメントすることは、時には有効のように思えます。この事例では、「その場から離れる」「くすっとしたユーモア」の2つが、怒りの感情を和らげてくれました。その後は、この研修医と2人で笑いながら、このエピソードを共有できました。そして、実臨床においても、入院中に下痢を発症した患者さんに対して、次は病態生理を考えて、よくある鑑別診断を想起した上でアプローチすることを、この研修医はしっかり約束してくれました。

自己完結型 怒りの発散法

白髭 豊

しらひげ ゆたか：1988年東京医大卒。長崎大、国立がんセンター中央病院（当時）、米Tulane University等を経て、95年長崎市に開業。在宅医療、がん診療に取り組む。

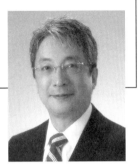

　私は、長崎市で内科の無床診療所を開業し2019年で、大学医学部を卒業後31年、そして父親から受け継いだ医院を開業後24年が経過した。外来診療をやりながら、常時40～50名の在宅患者を抱え、年間十数名の看取りを行っている。

我関せずと割り切る

　卒後7年と比較的早い開業当初は、時折心ない患者から受ける、若い開業医を小馬鹿にした発言に、私はしばしば怒っていた。しかしそのうち診療内容で勝負するので我関せずと割り切り、患者に何を言われても怒る気持ちは芽生えなくなった。冷静に振る舞う。これが私自身に対するアンガーマネジメントの基本的作法である。これは何も医師‒患者間の関係のみならず、あらゆる社会生活の中で平穏な気持ちで生活する基本であろう。

　もっとも現在は、患者に前述のような態度をとられることはなくなった。反対に、今度は外来で待たせてしまい、私が患者を怒らせてしまうことがしばしば起きる（決して故意に待たせている訳ではない）。このように怒りが明らかな患者には、怒られるより先に「待たせてしまって本当にごめんなさい」と心より謝る。相手もこちらが迅速に謝罪してきたものだから、怒りの鉾をおさめてくれる。相手が怒りを発露させる前に察知し謝罪をする、これが他人のアンガー

に対する私のマネジメントのやり方である。

　今や私も50代後半となり、上述したアンガーのマネジメント方法で大抵のことは大きな波を立てることなく、やりくりできるようになってきた。ところが、数年に一度くらいは、そう簡単にいかない出来事も発生する。前述のアンガーマネジメントが基本編だとしたら、こちらは応用編あるいは上級編とでも言うべきだろうか。以下に先日起こったある出来事を、個人情報に配慮した形で述べる。

　ある日、当方が外来で発見し病院に紹介した進行がんの患者を、何の事前の相談もなく「近隣開業医に訪問診療を依頼した」との連絡状を病院医師からもらった。ちなみに患者は私の近隣に居住しており、またその近隣開業医が特段そのがんの専門である訳でもなかった。私は電話で抗議をし、当該医師とその上司は彼らに過失があることを認め、深く謝罪してきた。

　その場では、相手の謝罪を受け入れ、己を納得させたつもりであったが、数日経っても己の中に怒りの感情がくすぶり続けていることに気がついた。それはおそらく、自分が訪問診療をしようと思っていた患者を他の近隣開業医に紹介されたことは私の医師人生で滅多にないことであり、また長い時間をかけて築きあげてきた患者と私の信頼関係にも影響を及ぼしそうであったからであろう。私は自分の感情への対処法（アンガーマネジメント）に今度ばかりは苦慮した。自分はいまだ怒っているとはいえ、相手は己の過失を謝罪し、自分も（いったんは）それを受け入れたのだ。

投函されない手紙

　ひとりで半日ほど悶々とし続け、ある方法を考えつき実践した。それは、相手に怒りの手紙を書くことだ。しかし、決してそれを実際にポストに投函したり、メールで送信してはならない。自分の思うところ、己の主張、相手の過失の重大さなどを書き連ねたあとはそれをプリントアウトし、医院にあるシュレッダーに流す。自分の怒りを具現化した紙がシュレッダーに流れ込み無数の紙片と化すと、幾ばくか気持ちが軽くなった。もちろん怒りの手紙は投函されないので、今後の関係性が悪化することもない。ある種の自己完結型の怒りの発散法と言えよう。

　以上が私のアンガーマネジメントである。ご参考になれば幸いである。

SPIKESとの出会い

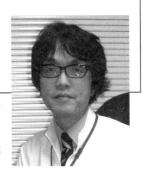

勝俣範之

かつまた のりゆき：1988年富山医薬大卒。国立がんセンター中央病院(当時)、米ハーバード大留学、国立がん研究センター中央病院を経て、2011年から日本医大武蔵小杉病院腫瘍内科教授。

　私は"がん"を専門とする腫瘍内科医である。腫瘍内科医が主に担当するのは、遠隔転移のある進行がん患者である。進行がん患者に対応していく上で、長年、最も悩んでいたことは、患者とのコミュニケーションであった。

　進行がんで治療に行き詰まってきた際に、患者から、「私はあとどれくらいなのでしょうか？」と聞かれることがよくあるが、この問いに対して、私は長い間うまく答えることができなかった。「そんなことは考えないほうがよい」「誰にもわからないんですよ」「前向きに考えていきましょう」などの答えをしてきたが、どれも患者を納得、安心させることはできなかったように思える。それどころか、そうした問答をしていると、納得できない患者にだんだんイライラしてきて、怒りの感情すら抱くようになり、自己嫌悪に陥ることが多くなった。

悪いニュースを伝えるスキル

　そんなときに出会ったのが、SPIKES[1]というコミュニケーションスキルである。SPIKESは、がん患者に悪いニュースを伝えるスキルとして、米国のテキサス州立大学MDアンダーソンがんセンターの精神腫瘍科、ウォルター・ベイル医師らによって開発されたプロトコールである。日本で行われたセミナーに

参加して、私が気づかされたのは、いかに自分がひとりよがりで、患者の気持ちに全く配慮することなく患者と対峙していたか、ということである。

最も上手くできなかったのは、"共感のスキル"だった。これは、患者が感情を表した際に、「つらいでしょうね」「ショックだったでしょうか」「お気持ちはわかります」などの声掛けをするようなスキル。ロールプレイで実際にやってみたが、最初は、かなりぎこちないものであった。

患者に対する思いを伝えてもよい

セミナーを終え、実際の現場で応用してみると、SPIKESが本当に役に立つものであることがわかった。最初は、SPIKESのプロトコールを患者から見えないように診療机の奥に置いて、時々見ながらやっていたが、慣れてくると、見なくてもできるようになった。SPIKESに出会う前は、コミュニケーションがとりづらい苦手な患者もいたが、SPIKESに出会ってから、苦手な患者さんが少なくなったように思う。不思議なことに、SPIKESを身につけることによって、自分の中にあったネガティブな感情も次第に和らいでいき、たとえ沸きあがってきたとしても、うまくコントロールできるようになった。

冒頭の、「私はあとどれくらいなのでしょうか？」との問いには、SPIKESでは、「何か気がかりなことがあるのでしょうか？」「先のことが不安なんですね」のように、探索的・共感的に対応するように教えられる。また、「I：アイ」メッセージをうまく使い、「私は最善のことを期待していて、最悪のことを心配している」というように、自分の患者に対する思いを伝えてもよい、ということを学んだ。

医師は、病期に関して客観的に対応するように教えられてきているが、患者という1人の人間に対応するためには、1人の人間としての「私」のメッセージをうまく伝えていくことが大切である。

文献

1) Baile WF, et al：SPIKES-A six-step protocol for delivering bad news：application to the patient with cancer. Oncologist. 2000；5(4)：302-11.

時間を置くことが重要

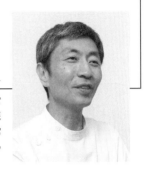

杉浦敏之

すぎうら としゆき：1988年千葉大卒。大宮赤十字病院（当時）等を経て、2003年より医療法人社団杉浦医院理事長。埼玉県立大非常勤講師、上尾中央看護専門学校非常勤講師も務める。

　開業医のアンガーマネジメントには2通りあると思います。1つは職員に対するもの、もう1つは患者さんに対するものです。もちろん同じ開業医の先生方は、怒りたくなる場面を多数経験されていると思います。私もその1人として、それぞれのエピソードをお話ししたいと思います。

　ある日、受付スタッフが患者さんの検査予約時間を間違えてしまい、その患者さんをお待たせしたため、患者さんは怒って検査を受けずに帰ってしまいました。その後、ご家族からお怒りの電話がかかってきました。受付スタッフは、その方のあまりの剣幕に驚いたのでしょう。「院長を出せ！」と言われるまま、ろくに対処もせずに、診療で大忙しの状況であった私に、「患者さんのご家族がお怒りで、院長を出せと言っているのですが…」と言ってきました。こちらもただ事ではないとはわかったのですが、ゆっくり考えている暇がありません。電話に出て、ただただ平謝りしたのでした。

6秒では収まらない

　その直後、「自分たちのミスをすぐに院長に尻拭いさせるとは何事だ！」と、それを言いに来た職員に対する怒りの感情が沸いて、呼び出して怒鳴りつけよ

うと思いました。しかし、診療を待っていらっしゃる多くの患者さんを1分1秒でもお待たせする訳にはいきません。気持ちを切り替えて診療に当たりました。

診療が終わっても怒りの感情は抑えられません。ところが、私が残務整理をしている間にそのスタッフは帰ってしまいました。確かに私が最後に診療所を出ることが通常なので致し方ないと思いつつ、その日はあきらめて帰宅しました。

帰宅しても当然怒りの感情はあるのですが、「最初に間違えたスタッフと、電話を取り次いだスタッフは同一人物なのか？」「このようなミスは今後も起こる可能性があるので、その対策を話し合ったほうが得策ではないか？」といった考えが頭に浮かび、翌日受付スタッフを交えて比較的（？）冷静に話すことができたのでした。"6秒ルール"というものがありますが、そのときの怒りは、とても6秒では収まりませんでした。ただ、怒りを表出する時間的余裕がなかったことが功を奏した形でした。

母親の気持ちを考えれば

患者さんに対する失敗談もあります。前日、授業中に彫刻刀で指を切ったという男の子が受診しました。前医では、傷が浅いため縫合せずに処置されたが、その後この傷を縫合しないのはおかしいと養護教諭に言われて来院したとのこと。そのような判断を勝手にする養護教諭もどうかと思いますが、それで母親は前医の対応に不満を持っていました。

創部を観察してみると。確かに縫合する必要はありません。切れていたのは表皮と真皮の表層のみで、やはり縫合する必要がないことを母親に説明したところ、創部を開いたままにしておくのは困ると言われました。そこで致し方なくサージカルテープで創部を手当てしていると、その貼り方について横から注文してくるのです。最初の2分間ほどは我慢していましたが、ついに、「俺は外科医なんだよ！！」と怒鳴ってしまいました。それまで医院にいる間に怒鳴ったことはおそらく一度もなかったため、その場にいる職員も驚かせてしまったようです。

すぐにこりゃしまったな、と思いつつ、創処置を終えて「お代はいらないから

帰ってください」と申し上げ、その場を去りました。「まだまだ修行が足りないな」と思っていたところ、「お母様が謝罪し、診療費も支払っていかれました」とのこと。子どもが怪我をしただけでも親は冷静さを失いがちなものですが、そのうえ養護教諭にも誤った情報を与えられ、混乱した状況で受診された母親の気持ちをもう少し考えれば良かったと反省しております。

　普段から自分の置かれている立場を意識することが基本ですが、怒りを感じたときに時間を置くことが重要で、その時間が長ければ、建設的な考えも浮かぶように感じます。

子育てを通じて学んだ「タイムアウト」

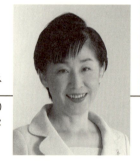

山内英子

やまうち ひでこ：1987年順天堂大卒。2010年聖路加国際病院乳腺外科部長、ブレストセンター長、17年より聖路加国際病院副院長。

　アメリカで子育てしていたとき、当時3歳だった息子のアメリカ人の友人の男の子の家へ遊びに行き、その男の子が突然「かんしゃく」を起こしたことがありました。すると、私と会話をしていたその子の母親がいきなり「タイムアウト！」と言い、男の子は黙って部屋の隅へ行って、コーナーを見つめて立っているのです。

　2～3分ほど経過した頃でしょうか。そのまま私と会話を楽しんでいた、その子の母親が、「Excuse me」と言ったかと思うと、その子のところへ行き、「どうしてそのようなかんしゃくを起こしたのか」「自分で何がいけなかったかわかっているか」「今後どうすればいいか」などを、その子と同じ目線に立って、しっかり話していました。さっきまで興奮していた男の子も落ち着いて母親とやり取りしていました。叱る側も冷静になることができ、今後に生かしていくことができるのだと思いました。

　これが「タイムアウト」という教育方法なのだとそのとき初めて知り、学びました。今では、子育てのみならず、何か感情がこみ上げてきそうなると、自分自身にも「タイムアウト」を行うことがすっかり習慣になりました。

手を止めて振り返る

「タイムアウト」は、医療の現場でも、手術や手技の前の確認に用いられることが通常になってきました。これも、一連の流れの中、いったん手を止めて振り返るという効果があります。特に医療の現場では、次から次へ解決しなければならないことが怒涛のように押し寄せてくるのが通常です。そんなときにいったん手を止めて、深呼吸して確認しあう。それは医療安全の観点からも大切ですし、医療チーム皆の「アンガーマネジメント」につながるのかもしれません。

聖路加国際病院には病院に隣接してチャペルがあり、すぐに行くことができます。忙しい外来で多くの患者さんが待っていて、待ち時間がたくさん発生しているときこそ、患者さんを大切に思う心を失わないために、あえて席をはずして一息、チャペルに「タイムアウト」しに行くこともあります。また、患者さんと治療方針を決めたりするときに話が行ったり来たりしてなかなか決まらず、こちらもしびれを切らすことがあります。そんなときも早く決めてしまおうと思わず、いったん患者さんに席をはずしてもらい、食事でもとりながら、自分の気持ちを整理してから戻っていただいたりもします。お互いいったん「タイムアウト」することも必要な場合があると思います。

時間の流れの中での「タイムアウト」も重要です。医療現場はただでさえ週末ごとの休みも確保されず、時間が漫然と区切りなく流れてしまうことも多くあります。今でこそ働き方改革で休日が確保されつつありますが、自分で意識的に時間の区切りとしての「タイムアウト」をとることも大切です。

たまの「リトリート」も必要

私自身はクリスチャンですので、できるだけ毎週日曜日の礼拝に行くようにしています。1週間に一度、自分の気持ちをリセットすることで、また新たな気持ちで始められる余裕が出てきます。欧米では「リトリート」と言って、前線から退いて過ごす時間が作られています。軍人が前線から一定期間退いて、英気を養うときに使われる言葉だそうです。同じように、私たちもたまのリトリ

ートが必要なのだと思います。

　そんなふうに、その場、その時のみでなく、時には場所を変えて、そしてある程度定期的に「タイムアウト」を活用していくことを心掛けています。

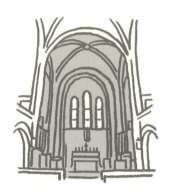

他者の意見を聞く

西條政幸

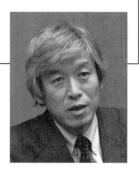

さいじょう まさゆき：1987年旭川医大卒。小児科医として10年北海道で勤務後、JICAザンビア感染症対策プロジェクトに参画。97年国立感染症研究所着任、2010年より同ウイルス第一部部長。研究領域はウイルス性出血熱の診断と疫学など。

私自身の職場や医療・診療活動におけるアンガーマネジメントに関する考え方をまとめてみたい。

自分自身を評価する

　私は怒り（アンガー）を感じやすい性格を有しているかどうか、自分自身で評価すると、多分その性格を有しているものと思う。一方、仕事上で怒りを感じた経験を覚えているかと言えば、そうした経験はあまり多くはない。

　人の心のありようは多面的である。抱えている仕事が多く、長時間勤務が続くと疲労が蓄積する。誰もが同じである。体調や抱えている問題によって、心のありようは変化する。つまり、精神状態のありようによって、怒りを感じやすいときとそうでないときが、私自身の中に存在する。私の性格を簡単に判断することは難しい。

　いまから30年ほど前, 仙台で開催された日本小児感染症学会で、RSVに関する研究を発表した。月齢3カ月以内の小児のRSV感染症は、2歳以上の小児のRSVの流行に1カ月遅れて流行することを発表した。フロアから高名な先生が、私の発表に対して一言、「当たり前だ」と発言された。科学的根拠も示さず、そ

うした発言をされた先生に対し、またその言い方に、「怒り」を覚えたのを記憶している。根に持つ性格である。

最近、とても不快に思う出来事があった。ある大学の学生（大学院生）の指導を依頼されているが、その学生の学位論文審査の最終段階で、審査委員のある教授から、タイトルを変更するよう求められた。私は、オリジナルのタイトルが相応しいことを知っている。なぜなら私達が長年行ってきた研究に関する論文だからだ。学生の学位がかかっていることを踏まえ提案に従ったが、そのとき感じた「怒り」はとても大きい。いまでも思い出すと「腸が煮えくり返る」思いだ。そこには、「私こそ正しい」と信じている自分がいた。

怒りを覚えるときの自分

前述の怒りを覚えたときの自分がどのような状況にあったか、いつも考えている。そうだ、「自分は正しい」「自分の考え方は正しい」と信じる私がそこにいたのだ。怒りを覚えるときには、「私は正しい」と考えていることに気がつかずに、「私は正しい」と思う私がいる。

怒りを感じるのは、「自分だけが正しい」と考えることの裏返しであり、思い上がりだ。そうとわかっていながら、「怒り」をコントロールすることは難しい。この年齢になっても未熟な人間である。

自分だけが正しい訳ではない

職場で笑い声が聞こえてくるとうれしい。笑い声のあふれる職場は働きやすい環境だな、と思う。一方、怒りに任せた発言や態度に遭遇すると心が塞ぎ込む。誰でも同じだ。怒りを感じる機会を減らすことはとても大切であり、訓練で怒りを抑えることができるようになるはずだ。

怒りを感じた出来事は、後から考えてみると重要ではないことが多い。自分だけが正しい訳ではないのだ。「自分の考え方は正しい」とは限らない。怒りの思いを抱く自分のマネジメントとは、他者の意見をよく聞く、咀嚼する、受け入れる、そして時間を置いて、自分の考え方を整理することではないかと思う。

よく話を聞いてくれる人には、「この人はいい人だな」という思いを抱く。そうだ、他者の意見を聞くことだ。相手の立場を思いやることの繰り返しが、「自分が正しい」と思いがちな性格を、「自分の意見だけが正しいとは限らない」と思うように変えてくれる。

　思えば、学生時代や若い頃は、「椿姫」などのオペラをよく聞いたものだ。とても長い時間、辛抱強く聞いたものだ。いまはその辛抱が足りない。「聞く」姿勢を忘れかけている。

　そうだ、今晩、「井上陽水のコンサート」が開催される。仕事を早く切り上げて、聞きに行こう。

「猫ぐすり」が一番

茨木 保

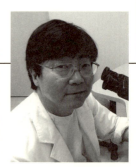

いばらき たもつ：1986年奈良県立医大卒。京大ウイルス研究所で発がん遺伝子の研究に携わる傍ら、週刊ヤングジャンプ増刊号に短編漫画を発表しプロデビュー。以降、医師として臨床に携わりながら、漫画家・イラストレーターとして活躍。2006年いばらきレディースクリニック開設。

　医者の仕事は腹の立つことが多いもの。何事も超然とスルーできればよいのですが、そればかりでは事態は解決しません。理性的に怒ることは、全く怒らないことより大切だからです。政治家が遺憾の意などを表明しても、こっちの憤懣はなかなか向こうに伝わらない…。国と国との関係と同じです。

腫れ物に触る距離感で

　とは言え、臨床の場での怒りの表出は難しいものです。こちらが正論を言っても、患者様やご家族様、スタッフから逆恨みや逆ギレされることはしばしばです。パーソナリティに障害のある方や反社会的勢力の関係者にロック・オンされると、もう地獄。患者様には腫れ物に触る距離感で接するのがケガをしないコツです。

　しかし、失礼な相手にはブチぎれてみせるのも大切です。大学病院にいた頃、日頃穏やかな先輩が、医局にかかってきた非常識な不動産屋の営業電話（マンション買えというアレ）に大声で怒鳴りつけているのを見たときは、尊敬の念を覚えました。もちろんそれは彼が対象を瞬時にトリアージした結果でしょう。

　もっとも、怒りの対象は他者だけではありません。ボクは最近、アホな自分に腹を立てていることがほとんどです。そんなとき、自分自身に黒タグを付け

るわけにもいかず、癒しの対象を探します。とりあえず膝の上の猫をなでてアニマルセラピー…。結局、ボクにはこの「猫ぐすり」が一番のアンガーマネジメントのようです。

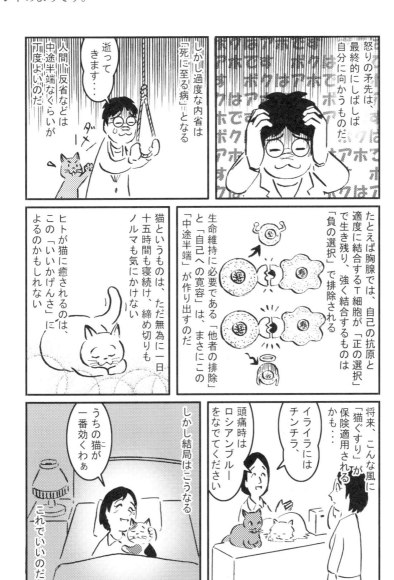

患者さんの怒りは
コントロールできない

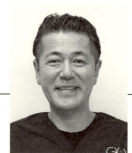

桑満おさむ

くわみつ　おさむ：1986年横浜市大卒。同大泌尿器科勤務を経て、97年東京都目黒区に五本木クリニック開院。

怒りに怒りで対応するのは最悪

　当たり前のことですが、開業医を20年以上営んでいると、多種多様な人と接触することになります。日々の診療で患者さんに接する心構えとして私は、自分の持ち味を出しながら、ある意味で演技することが必要であると考えています。診療現場にたまたま居合わせた家族に「パパってあんな性格だったっけ？」と言われたこともしばしばです（笑）。

　患者さんの中には、診察前にご自分でご自分の病状から病名をつけて来院する方もいます。多分ネット等で調べてから受診しているのだと思います。私がその患者さんご自身の診断と違う病名をつけると、患者さんの表情が見る見る変わっていき、ドスン！！と立ち上がり、こちらが「お大事に」と声をかけても全く聞こえないかのように立ち去っていきます。

　患者さんの怒りに対してこちらも怒りで対応するのは最悪な対処法であることは、長い臨床経験で学んでいます。怒りモードスイッチオンで診察室に入って来られた患者さんに対して、まずはじっくりと問診票を眺め、こちらも挑発に乗らないように心を落ち着かせます。アンガーマネジメントの「衝動のコント

ロール」です。これで私はある程度冷静になることができます。

患者の自己診断を批判しない

　次に、患者さんの自己診断に関しては批判をせず、患者さんの訴えを聞きながら、その診断名とは違った症状を少しずつ指摘していきます。これで少しは患者さんの原因不明の怒りは収まってきたようです。

　どうやらネットの医学情報に惑わされていたこと、前医で自己診断が否定され、怒りモードがスイッチオンされ、そのまま当院を受診したことが怒りオーラの原因だったようです。私は「思考のコントロール」もできたようです。

　そこで私は診断名を告げ、それに対する処方をお渡しします。すると「これは○○用の薬であって、私がネットで調べた病名じゃないし、こんな薬を希望したわけじゃない！！」と言い放ち、ガタンと席を立ち、診察室のドアを必要以上に音を立てて開け、退出されます。

　患者さんは怒りを抱えている反面、間違いなく病状を心配しているはずです。患者さんが怒って帰ったとしても、私はその患者さんが他のクリニックを受診して、満足できる診断と処方を得られたら、それはそれでよしと考えて、自分自身の怒りを抑えるような思考をします。

　しかし、今はネットの時代です。医療機関専用の口コミサイトもあります。前述のような騒動があると、「こりゃ、間違いなく口コミサイトに悪口を投稿されるな」と思って、スタッフに「今の人、会計時はどんな感じだった？」などと聴取して、「多分、どっかの口コミサイトに悪口を投稿されるよ」と話していたら、速攻で投稿されていました。

　そんな感情に任せた悪口を投稿されても、当院がネットで発信している情報を理解してくれる方は、一時的な感情に任せた悪口投稿などは見分けるリテラシーをお持ちであると自分をなだめています。

　アンガーマネジメントによって自分自身をコントロールできたとしても、患者さんサイドもこの手法を取り入れてくれない限り、患者さんのアンガーはアネイブルコントロールのままです（苦笑）。

医学部長の言葉

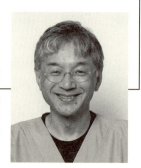

山中克郎

やまなか かつお：1985年名大卒。国立名古屋病院、米国UCSF、名古屋医療センター、藤田保健衛生大（当時）等を経て、2014年より諏訪中央病院総合内科、院長補佐。

「どんなときも怒ってはいけない」

　医学部卒業式で医学部長が語った言葉が、卒後33年経ったいまでも忘れられない。「君たちはこれから医師になるのだが、このことさえ守れば立派な医師になるだろう」。医学部長のこの言葉を聞いて、次に何を話すのだろうと耳を傾けた。「医師になって働くと色々と辛いことがある。怒りを覚えることもあるだろう。しかし、どんなときも決して怒ってはいけない」。この言葉を聞き、医師を続ける限りはこのことだけは守っていこうと心に誓った。しかし人間が未熟なため、色々なことに対しすぐに腹が立ってしまう。

　今から20年前、総合診療医としてのトレーニングをアメリカで受けて帰国したときのことだ。最新のEBM (evidence based medicine) を学び、日本の医療はアメリカの標準医療と大きく異なっていることに気がついた。患者の幸福のためにはEBMを重視しなくてはならないという正義感で、他科の患者の治療について、色々と口をはさむようになった。しばらくすると、他科のドクターは私のことを疎んじるようになった。私はどんな疾患でも断らずに診るつもりであったが、紹介されるのは誰もが敬遠する心肺停止蘇生後や薬物中毒患者ば

かりとなってしまった。

　やる気がない研修医にも腹が立った。糖尿病昏睡で緊急入院した患者の治療を研修医と一緒に行ったことがある。インスリンと補液の投与法、電解質補正の重要性を講義し、その後も2時間ごとのバイタルサインや血糖値、電解質、尿量のチェックをするように研修医に指導した。しかし、研修医は集中治療室に全く現れない。私の怒りは頂点に達した。「そんなことでは患者が死んでしまうぞ」と、その若い女性医師を怒鳴りつけたのだった。いまでも決して誤ったことをしたとは思わないのだが、周りは私と対立する人間ばかりになった。

　その後、病院を変わり次のように考えた。「1年や2年で病院の診療水準を高め、臨床教育を充実させようと思うのは間違いだ。3年経って少し変わったかなと思うくらいがちょうどよいのだ」。そう思うと気が楽になった。私たちが熱心に教育した総合診療スピリットを持った研修医の多くは、3年後にどこかの科のスタッフとなる。私たちの苦労をよく知っている彼らは、専門医として私たちの手助けをしてくれるようになった。

怒りは捏造される

　患者に対しても色々と腹が立つ。特に金曜日の夜、酔っ払って怒鳴り込んでくる救急患者には怒り心頭に発する。そのときに思い出すのはマッシー池田先生がおっしゃる空海伝説である[1]。「弘法大師が私の忍耐と臨床能力を試すために、この患者に変装して救急室にやってきた」と思うことである。粗末に扱うと、重大疾患の見逃しという祟りに遭う。そう考えると患者に対する怒りが収まるのである。

　心理学者アルフレッド・アドラーは「怒りは捏造される」と言っている[2]。その例として、母親と娘が大声を上げて口論していたとき、家にかかってきた電話に怒りながら出た母親が、電話の相手が担任の教師だとわかると急に丁寧な言葉に変わり、電話が終わるやいなや血相を変えて娘にどなりつけるという事例を挙げている。

　歳をとったせいか最近は辛抱強くなった。あまり怒ることもない。研修医か

ら「先生は家庭でも怒らないのでしょうね」とよく聞かれる。そんなことはない。妻と喧嘩をするたびに後悔している。

文献

1) 宮崎仁, 他：患者からの理不尽な要求やクレームにどう対処すべきか？JIM. 2007；17(5)：428-32.
2) 岸見一郎, 他：嫌われる勇気. ダイヤモンド社, 2013, p33-5.

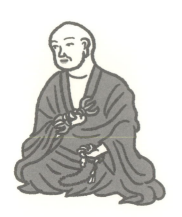

怒ることがなくなったら怒らない

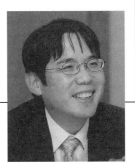

雨森正記

あめのもり まさき：1985年自治医大卒。竜王町国民健康保険診療所所長を経て、99年弓削メディカルクリニック理事長。日本プライマリ・ケア連合学会理事、同生涯学習委員長。

　卒業したての研修医の頃は、いつも怒っているので、看護師さんや同僚のみならず一部の患者さんからも怖がられていました。ちょうど30年前、卒後5年目に、医師1名の診療所に赴任しました。その頃の診療所は実に患者数が少なく、毎日暇になり怒ることがなくなりました。逆にまたそれも寂しいことではありました。診療所では、職員は数名で、変に怒っていたのでは毎日の人間関係が面白い訳がありません。特に、患者さん相手に毎日怒っていたのでは経営にも響きます。

面白くなきことを面白く

　最初は意気込んで赴任したものの、患者さんが少なすぎて気分的に下がってきました。なんだか毎日の診察が面白くなくなってきました。自分が面白くなかったら、相手の患者さんも面白いはずがありません。

　そこで、病気以外の話、毎日家で何をしているか聞いたり、家族のことを聞いたりして、怒るどころか、診察のとき1回でも笑って帰ってもらうようにしようと思いました。そういう話をするほうが自分でも楽しいですし、患者さんにも喜んでもらえます。そうこうするうちに診察で怒るようなことはまずなく

なりました。怒って行動変容してもらえる訳でもなく、ドロップアウトせず気長に通院してもらえるほうが、逆によいのではないかと思うようになりました。

お・ま・え・は・あ・ほ・か

　昔から、「普段怒らない人が怒ったらこわい」と言います。以前は毎日馬鹿みたいに怒っていたので、「また怒ってるわ」というように次第に相手にされなくなっていました。最近では「普段、温厚な先生が怒っている」というので気にされるようになりました。これもまた効果はあるように思われます。

　ただ、実際に怒る相手は（一部の例外を除いて）組織であり、個人に対して怒ることはほとんどありません。怒る場合も「お前何してんじゃ！　こら！」というのではなく、「お・ま・え・は・あ・ほ・か」というような、関西風の軽いノリを入れるようにしています（関西以外の方にはおわかりいただけないニュアンスかとは思います）。しかし、勝負しなければいけないときには語気を変えます。

　最近、家内から言われます。「あんた、診察室の外ではブツブツ言っているのに、診察室のドアを開けた途端に声のトーンが変わって『(昔の桂三枝風に)いらっしゃい』って、顔も変わる」。態度面ではプロの対応になっているのかと、自分ではこの評価は実に嬉しいことでもあります。以前は演技でやっていたことが、別に演技をするでもなく実行できているように思います。

短気は損気

　子どもの頃、私は短気でいつも怒っていました。母親からいつも「短気は損気」と諭されていました。その頃は、そういう母のほうがよっぽど短気で怒りん坊だと思っていました。母は2年前に亡くなりましたが、亡くなる前は「感謝！感謝！」とよく申しておりました。

　高齢者で易怒性の強い認知症の方は、本当にどのような接し方をすればよいのか悩みます。できれば自分も、怒る高齢者にはならないよう願っています。

アンガーマネジメントと漢方

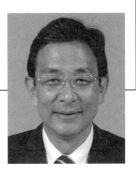

新見正則

にいみ まさのり：1985年慶大卒。英オックスフォード大を経て、98年より帝京大医学部外科。同准教授、東洋医学指導教授、移植免疫学指導教授を務める。2013年イグノーベル医学賞受賞。「漢方.jp」（https://kampo.jp/）主宰。

　アンガーマネジメントという言葉をご存知ですか。怒りを後悔しないための方法です。怒りをコントロールできる人になりたいですね。しかし、自然と怒りは湧いてきます。そんな怒りに焦点を当てて、各自がより良い人生を歩めれば素晴らしいことと思います。

　怒りに対して自分が行っていること、他人に勧めていること、そして怒りで相談に来る人に処方する漢方薬を記載します。

漢方的 怒りの分類

　漢方的に怒りを分類してみます。

● **抑肝散で軽くなる怒り**

　抑肝散は、字のごとく癇癪を抑える漢方薬です。突然怒り出す、癪に障るといった怒り感情のピークが急に跳ね上がるタイプです。生理の前にこのような状態になる人もいます。

　こんな状態を鎮める、こんな状態を生じる頻度を下げる、またはこんな状態になってもピークを低くするためには、抑肝散を1日3回飲むことが有効です。抑肝散は、初めは子どもの夜泣きの漢方薬として登場しましたが、最近は認知

症の周辺症状、それも暴力的な周辺症状に有効であるため、医療機関で相当量が使用されています。

僕も要領を得ない患者さんの生産性のない会話に付き合わされるとこんな怒りが生じます。そんなときには頓服的に抑肝散を飲むこともあります。

● **黄連解毒湯が有効な怒り**

黄連解毒湯は、漢方で言う上衝とか気逆の状態を収める薬剤です。カッカしている状態で、前述の癇癪と共通する部分が相当ありますが、顔を赤くして怒り狂っているような、熱気をより伴っているイメージです。

そんな熱気を冷ます薬剤が黄連解毒湯です。僕はこんな怒りを感じることは、特に最近はなく、黄連解毒湯とは無縁です。若い頃は筋が通らないことで怒り心頭に発して真っ赤な顔で怒っていた自分を思い出します。そんなときには黄連解毒湯を内服するでしょう。

● **ストレスが積み重なった怒り**

ストレスが過剰になると怒りに繋がります。そんなときに日頃から飲む漢方薬が、柴胡加竜骨牡蛎湯です。ストレスの諸症状に効きます。四逆散もストレスに有効です。

ストレス対策は大切です。命に関わるようなストレスからは怒るよりも逃げましょう。そして、それ以外のストレスにはボツボツと強くなる努力をしましょう。

そんなときに漢方の内服は有効です。僕は毎日運動し、日々6時間は寝るようにして、自分がやりたいことだけをやれる年齢になりました。ですからストレスで怒りが生じる世代を卒業したと思っています。そんな僕でも諸般の事情でストレスフルになれば、柴胡加竜骨牡蛎湯を毎日飲みますよ。

● **イライラが潜在的にある怒り**

このタイプは更年期障害に多く、漢方では加味逍遙散の独壇場になります。すぐには治りませんが、1年ぐらいの長期内服で症状が半分ぐらい楽になるというイメージで使用します。

加味逍遙散が全く無効なときは、女神散、柴胡加竜骨牡蛎湯、抑肝散なども一時期試します。しかし、基本は加味逍遙散の長期使用です。狭義の更年期障

害（閉経前後に生じるもの）であれば、時間経過で必ず楽になります。
　加味逍遥散は男性にも有効です。ほかに自律神経失調症という病名がつけられている人で怒りやすい人にも有効です。僕が怒りで加味逍遥散を飲むことはほとんどありません。

漢方より大切なこと

　怒りに有効な漢方薬は、多数ラインナップされています。怒りも色々と分類されていますが、漢方と同じく仮想病理概念的な分類です。漢方の処方体系も仮想病理概念の積み重ねです。仮想病理概念のマッチングでは必ず当たるとは限りません。最初から当たると期待せずに、自分に合う漢方薬を探すことが大切です。
　そして何より大切なことは、怒りを感じたときは10秒我慢しましょう。そうするだけで、怒りは軽くなります。漢方を飲むより、最も大切なことは10秒の我慢です。

「ありがとう」から始めよう

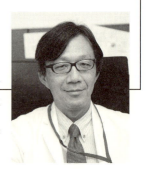

弘世貴久

ひろせ たかひさ：1985年大阪医大卒。米国立衛生研究所（NIH）、阪大、西宮市立中央病院、順天堂大を経て、2012年東邦大医学部内科学講座糖尿病・代謝・内分泌学分野教授。

　糖尿病の専門外来をやっていると、食事療法や運動療法がどうしてもできない患者がたくさん受診してくる。初診のときから「糖尿病は食事療法が基本です。食事療法ができないと、内服薬やインスリンを用いても良くなりません」などと、実は自分でも実行が難しいと思っていることを患者さんに強要している。さらに、「良くなりたいのに、なぜこんなに太ってくるの？」「なぜ運動しないでゴロゴロテレビばかり見ているの？」などと説教じみたことを、自分の父親や母親とあまり変わらない年齢の患者に言ってしまう。

　そう言われた患者の中には、怒り出す人、もう二度と受診しなくなる人もいて、こちらが怒ってもあまり良い方向には進まないことが多い。さらに、せっかく処方した薬は放ったらかしにして、テレビの健康番組で宣伝しているタマネギやバナナなどをしこたま食べて血糖コントロールを乱している患者を診ると、怒りを通り越して、もういいやと思ってしまう。

「受診してくれてありがとう」

　しかし考えてみよう。当たり前と思っていることが、必ずしもそうではないということを。例えばなぜ、診察室で目の前にそうした患者がいるのか？　そ

れは、自分の外来を受診しているからである。患者は電車やバス、自家用車、いずれにしても朝早く家を出て、採血室で長時間待ち、さらに長い待ち時間の後、自分の外来を受診してくれているのである。ある日、そんな患者の1人が受診して来た。血糖コントロールは非常に悪く、インスリンを打っているのに血糖値はいつも200mg/dl台。どうしても間食がやめられないと言う。

そこで、それを怒る代わりに、「今日も受診してくれてありがとう」とお礼を言ってみた。照れたその患者からは、「せっかく先生が一生懸命診てくれているのに、食事療法ができなくてごめんなさい」という言葉が出てきた。その後、血糖コントロールは、完全とは言えないが、かなり改善した。そうすると自然にこちらの心にも温かいものが溢れてきて、優しく接することができるようになった。

ほめるネタを探してみよう

怒る前にまず、感謝の心。何でもいいからほめるネタを探してみよう。「食事療法ができない」のならば、「正直に話してくれてありがとう」でいいのだ。「インスリン療法は高い」と文句を言われたら、「それなのに少しでも注射してくれてありがとう」なのだ。

初めはこうした「ありがとう」の言葉は、患者のモチベーションを高める手段として大切だと思っていたが、実は、忙しい外来診療でイライラしてきたら「ありがとう」と言うことにしたら、不思議と自分の心が落ち着く。それどころか、「旅行に行ってたくさん食べてしまった」と言い訳する患者に、「旅行ってどこに行ったのですか？ 何を食べたのですか？ それはおいしかったですか？」と問いかけると、喜々として答えてくれる。「ありがとう。私もそこに行って、その美味しい物を食べてみたいな」とお礼を言うと、怒っていた自分が、いつの間にか患者との話を楽しんでいる。

明日からは何でもいい、是非患者に「ありがとう」と言ってみよう。医者は患者から「ありがとうございました」と言われ馴れている。そんな医師の「ありがとう」という言葉は、自分で思っているより、ずっとステキな言葉なのだ。

「敵前逃亡」に尽きる

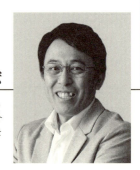

長尾和宏

ながお かずひろ：1984年東京医大卒。95年、兵庫県尼崎市に複数医師による年中無休の外来・在宅ミックス型診療所・長尾クリニックを開業。

　私は幼少時から、そして今も、最も怒りのコントロールができない人間である。1人の人間として、1人の医師として、過去の自分の数えきれない怒り爆発を振り返ると、思わず泣きたくなる。たとえ1割でもアンガーマネジメントができていたなら、自分の人生は全く違った、もっと素晴らしいものになっていただろうという、自分自身への激しい「怒り」がまたこみあげてくる。下手なゴルファーと同じで、反省と後悔の繰り返しである。

　「先生の活動のモチベーションはなんですか？」という質問には、「怒りです！」と即答しているが、負け惜しみにすぎない。町医者として日々多くの患者さんと接し、多職種を指導し、100人を超えるスタッフを管理していると、「もうこれ以上、怒りを抑えられない！」と震える瞬間が毎日のようにある。しかし絶対に「爆発」させてはいけない。それでも不覚にも、時に爆発させてしまうのだが。

加齢以外に治療法はない？

　しかし、還暦を過ぎ、徐々に「怒り」に関して鈍感になってきたことが実に喜ばしい。誠に情けない話であるが、私のような重症患者には、加齢以外に治療法はないのかな、と半ば諦めている。こんな自分であっても今とりあえず生きていること、そして医師として診療できていること自体が、怒りの先にある最

後の一線だけは越えずになんとか耐えてきた結果なのかな、とも思う。

どうしても相性が悪いとしか言いようがない患者さんが定期的に来院される。カルテでその名前を見ただけで正直吐き気を催す。毎回怒りを抑えながら診療することが相当なストレスになっているからだ。そもそも私はその人が苦手だが、相手は私のことをそれほど苦手とは思っていないのだろう。本当に苦手なら来るはずがない。それなら、いっそわざとキレようかと思うときがあるが、そう考えられること自体、まだ余裕があるのだろう。

患者さんとの問答が、堂々巡りになることもある。そんなとき、私は逃げるようにその場を離れることにしている。具体的には、トイレに行ったり、駐車場に停めてある車の中に駆け込む。看護師には「ちょっとトイレ」と言い残して。そこで一息か二息つくだけでも少しは怒りが収まって、大難を回避している。

職場内にも地域にも、どうしても相性が悪い医師や看護師、ケアマネがいる。もちろん相手もそう思っていることだろう。私は理事長かつ院長なので、心のどこかで「自分のほうが偉い」と思っているからだろう、職員と意見が激しく相反したときは、ついつい上から目線の言葉になったり、暴言を吐いてしまうこともある。もちろんその結果は最悪で、修復は極めて困難である。特に酒の席ではお互いの感情がエスカレートする可能性があるので、危険だ！　と思ったときは、話題を故意に逸らしている。たとえば音楽や芸能界の話題、時にシモネタなどである。

防災とアンガーマネジメント

数えきれない失敗を経て、物事にシロクロつけようと考えること自体が怒りを生むことに気づきはじめた。もっともっと寛容にならないといけない、と毎日言い聞かせている。その結果、相反する争点から話題を逸らすクセがついてきた。曖昧な関係もそう悪くないし、適当な距離を置いたほうがいいのである。

以上、私のアンガーマネジメントとは、衝突が起きそうな場からいったん「逃げる」ことである。怒りを感じたら「敵前逃亡」に尽きる。東日本大震災の被災地支援に関わった経験から、各地で「防災とは逃げることである」と説いてきたが、アンガーマネジメントもどこかそれに似ている。

「先生！ 患者のXXさんが騒いでいます」

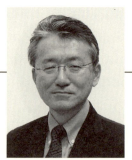

八橋　弘

やつはし　ひろし：1984年長崎大卒。88年から国立病院長崎医療センター（当時）勤務。2004年長崎大院医歯薬学総合研究科新興感染症病態制御学専攻肝臓病学講座教授、12年国立病院機構長崎医療センター臨床研究センター長。

看護師「先生！ 患者のXXさんが騒いでいます」
患者「どうして一番じゃないんだ。受付番号は1番なのに、俺より先に呼ばれた患者がいるじゃないか。俺が後回しになるように、お前（看護師）が操作したのじゃないのか。俺は昔ダイナマイトを体に巻いて仕事をしていたんだ。馬鹿にするな」
看護師「先生、XXさんが診察の順番が1番じゃないと言って騒いでいます。なんとかしてください」

不眠不休、睡眠不足で思わず…

　その患者は、いわゆるモンスターペイシェントで、元炭鉱夫であった。電子カルテ導入前の紙カルテの時代であり、外来日の予約はされているものの受診時間はそれほど明確ではなく、朝病院に来て受付をした順番に受付番号が書かれた診察券が発行され、その順番で診察を受けるようになっていた。
　私は、その日の朝まで内科当直で、ほとんど睡眠することができず、入院させた別の患者の対応に追われていた。「何をがたがた言っているんだ！ 病院では急を要する人から先に診るんだ。状態の悪い人が先。待ってもらいなさい」

不眠不休、睡眠不足ということもあり、私は思わず、診察の順番にこだわるその患者にも聞こえるように、看護師に対し声を荒げてしまった。患者と私の間で板挟みとなった看護師は相当困ったことだろう。申し訳ないことに、そのときの私はそこまで考えが及ばなかった。

急患で入院させた患者への指示が終わり、いつもより1時間遅れで外来の診察を開始した。騒いでいた患者を先に診るのがよいのか迷ったが、内科当直の仕事が一段落したことで少し気持ちの余裕が持てたのか、このような切り口で話をした。

私「XXさん、外来の待合室が賑やかだったようだけど。ところで今朝、何時に病院に来たの？」

患者「朝4時に起きて、5時には病院に来ました」

私「早起きなんだねえ。でも診察券の受付は8時からだから3時間も待っていたんだ。早く診察を終えてどこかに行かないといけないの？」

患者「（そのような予定は）ありません」

その患者は言葉には出さなかったが、「誰よりも一番に診てもらいたい」という顔をしていた。

私「体調は変わりないね。はい、お腹を見せて」

長く通院しているうちに患者同士で誰が1番と書かれた診察券を取るのか競争となり、自慢し合っていたことが後になって分かった。

このことがあってから、私は、この患者の外来診察の順番をできるだけ1番にするように心がけた。それからも病院職員に対して時々大声を上げたり、脅しの言動があったようだが、私の指示には極めて従順に従われた。自分勝手で我儘だけど、どこか憎めない。理不尽さ加減がどこか私の父親に似ていた。2人を重ね合わせることで、私はこの患者を受け入れるようにしたのかもしれない。そしてその患者は入退院を繰り返しながら、それから20年過ぎて肝臓がんで永眠された。

患者に合った最も良い答えを見つける

取り乱している患者さんを相手に、頭ごなしにあるべき論を振りかざしなが

ら説教、説得するのがよいのか、なぜこの患者がこのような行動、言動をとったのか、少し患者の立場に立って話を聞き、話をしたほうがよいのか、慢性疾患の患者の主治医として長く経験を積んでいると、どちらがよいのかおのずと分かってくる。患者も医者も、理屈ではなく感情で動くことは、お互いある。

　研修医や若手の医師には、最近このように伝えている。「試験問題を解くのとは違い、正しいか正しくないかではなく、適切か適切でないかの判断が、臨床の現場では求められる。100人の患者がいたら100通りの答えがある。普段から、その患者に合った最も良い答えを見つけるように心がけていると、医者ほど面白い仕事はないんだよね」

"いまここ"に集中し怒りの感情に気づく

野口善令

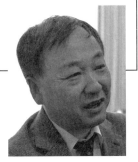

のぐち よしのり：1982年名古屋市大卒。米 Beth Israel Medical Center、Tufts-New England Medical Center、Harvard School of Public Health、京大、藤田保健衛生大等を経て、2006年より名古屋第二赤十字病院勤務。14年より同院副院長、総合内科部長。

　私の場合は、怒りの種はどこにでも転がっています。たとえば、車庫の前によその車が停まっていて入れなかった、説明したつもりの方針を部下がわかっていなかった、などのきっかけで、ちょっとしたイラッ、ムカッは日常茶飯事です。

　他人に向けて怒りを直接爆発させたり、弱い立場の人にネチネチぶつければ、パワハラ、児童虐待、家庭不和などまずいことにつながりますし、だいたいそんな行動をとってみても溜飲が下がるのは一時的で、むしろ怒りの火に油を注ぐような結果になり、気分も晴れず、しばらくは不快な気持ちを抱えて生活することになります。

　そうかといって理性の力で怒りを押さえ込んで我慢すると、日常の感情ベースラインがイライラして何となく楽しくない、慢性的な不機嫌、被害者感情に苛まれるなど、いろいろな害が出てきます。長く続けていると抑うつ気分に陥ることもあり、大げさに言えば嫌な人生になるのではないでしょうか。

　これらは、大事の問題にはならずにすんだけれども多かれ少なかれ私が今まで実際に経験してきたことです。さすがに年の功で、最近は、日常で怒りが態度として表に出にくくなっただけで、怒らなくなったということではありません。

マインドフルネス瞑想法の取り組み

　という訳で、怒りは抑圧するだけではうまく対処できないので、何らかの心理学的なマネジメントが必要でしょう。これまで、その時々の状況に求められるアンガーマネジメントを試みてきましたが、ここ数年は、少し落ち着いて長期的なマネジメントを目指し、マインドフルネス瞑想法に取り組んでいます。

　マインドフルネスにもいろいろな方法がありますが、基本は"いまここ"に集中して、感覚・感情に気づく練習を行うことです。

　マインドフルネス瞑想を通して、イラッとした感情の動きへの気づきがあれば、それ以上怒りが燃え広がることなく消えていくという体験は、比較的短期間で実感できました。怒りの感情の渦中にいると、自分が怒りと一体化して、怒っていることにすらなかなか気づけないことも体感しました。

　きっかけは、冒頭に述べたようにほとんどが時間が経つと忘れてしまうような些細なことで、それからイラッ、ムカッが発火し、さらに過去の怒りの記憶を呼び起こして怒りが燃え広がっていくこと、いわば過去の嫌な体験を反芻することで怒りが増幅していくことも観察し味わいました。

体の感覚として実感する

　こういった理屈は本を読めば頭で理解できますが、理解しただけでは「わかっちゃいるけどやめられない」ので、体の感覚として実感することが重要なようです。

　現在は、怒りの発火自体が、心のクセができごとに反応して勝手に生成しているもので、観察していれば自然に消滅していくのが時に垣間見えるといったレベルですが、怒りが発火する心のクセやプログラムのようなもの自体がとれていくのではないかと期待しています。心のクセの中には、自分の根源的な価値観に根ざしているものもあるため、これらに反応しなくなるのには何年もかかるかもしれませんが、焦らずに続けていきたいと思っています。

未だ死火山にあらず

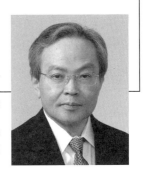

柏原直樹

かしはら なおき：1982年岡山大卒。呉共済病院、米Northwestern University、岡山大を経て、98年より川崎医大腎臓・高血圧内科学講座主任教授。2004年同大臨床教育研修センターセンター長、英Oxford University Visiting Fellow、09年同大副学長併任。

　本稿を執筆する上で、筆者は最も不適な人間である。現在の所属に移籍して20年になるが、この間、多くの若者達が医局に参加してくれた。医局の医師達は自称、戦前派、戦中派、戦後派に分類される（らしい）。宴席になると必ず、古手の"戦中派"医師が、「戦時中がいかに過酷であり、自分たちはいかにして生き延びたか」を、戦争を知らない若手世代に語り聞かせることになる。あるいは、いまや休火山であるが、大昔に大噴火を起こし、甚大な被害があったことを語り継ぐ村の古老のような口ぶりでもある。もちろん内容は、大いに"盛られる"わけである。いわく、旧病棟の会議室の天井は穴だらけで戦火の激しさを物語っている、カンファレンスが終わるのは日付けが変わってからであった云々。相当に脚色されている（穴は1つで、深夜化したのは1、2回だけ）が、一部は事実である。小生も若者と一緒に笑って聞きつつ、苦い思いで往事を振り返ることになる。

戦いすんで日が暮れて

　現在地に赴任したのは、40歳になったばかりの頃であった。意気軒昂として、やたら元気で、早朝に出勤する日々であった。7月の早朝の陽光を浴びて、病

院の建物が輝いていたのを思い出す。

　しかし、"坂の上の雲"を仰ぎ見る希望の日々は、2年とはもたなかった（これが戦前ですね）。カンファレンスや回診、学会の予行演習の場が"戦場"となった。病態解析の不徹底や、安易な（と思える）治療法の選択を巡って、議論が長時間化するのが常であった。「患者のコンプライアンスが悪い」「患者にムンテラした」という発言は、確実に地雷を踏むことになる。カンファレンスや回診の長時間化について、病棟師長から病院長に注意を促すように上申があったのもこの頃である。自分なりに感情の制御を試みた痕跡として、書棚にはローマの賢者セネカの著書も並んでいるが、読了した気配はない。カンファレンスの興奮が冷めぬまま深夜に帰宅し、自宅家屋に車をぶつけ、双方が破損したこともあった（このとほほ感は半端ない）。カンファレンスや回診という戦場で、人の心も器物も損壊した。他国への避難民も出た。得るものはなにもない。

■ 郷に入りても、郷に従わず

　いまは平和である。長時間のカンファレンスも回診も昔話となった。地雷も撤去され、空襲もない。入局する若者も増えてきた。なぜだったのだろうと思い返す。私の場合、カルチャーの全く異なる環境に移ったことが契機であった。"郷に入りては、郷に従う"ことができなかった。環境が変わらないのであれば、自分がそこに適応すべきであることは自明であり、理解していたが、むしろ、自覚的に受け入れることを拒んでいた。さらに根底には、自身の"医者嫌い"もあったように思う。自分も医師のはしくれである。なんたる矛盾かと思うが、"権威"を振りかざすことや"上から目線"的姿勢に極端に反発したように思う。

　このことには自身の幼少期の経験が影響していることにも気づいた。当時の大学病院の醸し出す権威主義に、幼年の私はある種の恐怖と嫌悪感を持ったのかもしれない。一方で、多くの先輩医師達の献身によって、白衣に対する敬意が醸成されてきたことも事実であり、とりわけ大学病院の医師は質実剛健、診療にせよ研究にせよ、常に卓越性を追究するスピリットを持つべきであるという思い込みも強くあった。

では、いかにして平静を手に入れたのか。気づくと周辺の環境が、長い年月で変わっていたのである。診療面においても研究面においても、いまは最良のチームであると思っている。

　現在は"戦後"である。怒りを表出させることもない。しかし、地層の奥深くのマグマは冷え切ってはいない。未だ死火山ではない。油断できない。制御すべき部分と、決して制御すべきでない心の動きがあるように思う。医師人生の残り時間を静かに強い気持ちをもって送りたい。

究極の（?）アンガーマネジメント

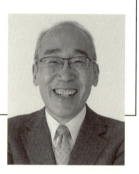

仲野 徹

なかの とおる：1981年阪大卒。ヨーロッパ分子生物学研究所、京大等を経て、2004年より阪大大学院医学系研究科病理学教授。

　たいがいの原稿依頼は謹んで承ることにしているのだが、今回だけはお断りしようと思った。理由はふたつ。ひとつは、最近めっきり怒らなくなった気がするということ、もうひとつは、昔はよく怒っていたけど、コントロールなどした記憶がないということ。

　京都大学の本庶佑先生のところで助手・講師を勤めていたころから、大阪大学微生物病研究所の教授であった50歳くらいまでは、ほんとうによく怒っていた。いまなら、アカハラ、パワハラで処分対象になっていてもおかしくない。

怒るのは感情、注意は理性

　ハラスメントに対して厳しくなってきた世間の事情で怒ることを抑制した、という訳ではない。歳をとるにつれ、だんだんと怒る気がしなくなってきたのである。うんとよくいえば、人間ができてきた、という解釈が可能である。しかし、自分としては、単なる堕落ではないかと思っている。

　昔は恐い先生が多かった。60歳を越えても、本気で怒る先生も結構おられた。還暦を超え、怒らなくなった自分は、はたしてどうなのだろう。アンガーマネジメントできるようになった、という言い方をできなくもないが、単に怒る能

力がすり減っただけのような気がする。

　というような文章を書くと、周囲の人から、先生、そんなことありません、よく怒ったはります、とか言われそうな気がする。誠に不徳のいたすところである。確かに、注意する時に、もともとでかい声がさらに大きくなったりすることはある。しかし、主観的には怒っていない。怒るというのは感情だけれど、注意は理性である。極めて冷静に、大きな声で注意をしているだけだ。と言っても納得は得られないかもしれないが。

　そう考えると、昔はよく本気で怒っていた。いや、思い出してみたら、つい最近も激怒したことがあった。もしかすると、怒らなくなっただけではなくて、怒ったことを思い出さなくなっただけなのかもしれない。ちょっと心配…。

気になったことはその都度注意

　自分では、怒っても後をひかないタイプだと思っている。ぱっちぃ〜ん、と怒鳴ったら、それでおしまい。長くても数分だ。怒ったらそれですっきり。というのが、わたしのアンガーマネジメントかもしれない。でも、それってぜんぜんマネジメントとちゃいますね。

　書きながら、昔、意識していたアンガーマネジメント法を思い出してきた。できるだけ怒らないように、気になったことは小さくともその都度に注意することにしていたのだ。いわば、噴きこぼれないように、ヤカンの蓋の小さな穴から湯気を出し続けるようなシステム。

　怒りが突発的にわきおこることもあるが、それより多いのは、気になるなぁというような小さな出来事が蓄積して、最後にマグマの噴火のように怒りがわき出てしまうような状況だ。そうならないように、ちょっとしたことがあるたびに、怒らず冷静に注意しておくのである。しかし、これは考え物かもしれない。わたしなら、ふだんからぐちゃぐちゃとうっとうしく注意されるよりは、ときどきドカンと怒ってもらえたほうがありがたい。

　つい最近、小児科医である妻との会話を聞いていた娘が、「お父さん、あんなこと言われても怒らへんようになったんや」と、心底驚いていたことがあった。

慣れたのか、すり減ったのか、あるいは、人間ができてきたのか。理由はわからんけれど、さして意識しなくとも、やっぱり歳をとればそれなりにアンガーマネジメント法が身につくのかもしれませんな。ただ、それでは遅すぎるような気がしますけど。

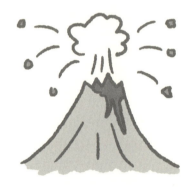

第三者的な目で見る

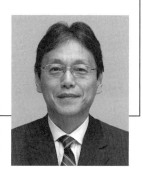

杉山温人

すぎやま はるひと：1981年東大卒。米クレイトン大留学、国立国際医療研究センター病院を経て、2018年より同センター国府台病院病院長。

　編集部からアンガーマネジメントについて執筆するよう依頼を受けたとき、すぐに返事を返すことができなかった。幸か不幸か、医師になって以来ほとんど怒ったことがなかったからである。それは何も、私が聖人君子だからなどと言うつもりは毛頭なく、むしろ家族のなかでは「怒りんぼ」と揶揄されていることでも明らかである。そう言えば、遠い昔に無給医だった頃、地方のアルバイト先で患者さんと怒鳴り合った経験が一度だけあるが、今では何で怒ったのかさえ定かではない。多分、些細なことで言い合ったのだと思う。若気の至りだったとも言えるかもしれない。

感情移入をし過ぎてはいけない

　医師になりたての頃、先輩医師から患者さんに対して感情移入をし過ぎてはいけないと注意されたことがあった。担当患者さんの急変に驚いて動転してしまい、全く使いものにならなかったことがあったからである。

　彼女は若い女性で自分の年齢にも近く、それ故身近に感じていたのであろう（ただし誤解のないように言っておくが、恋愛感情ではなかった）。きっと良くなると彼女に言い続け励ましてきたのに、予想もつかない事態の出現に茫然自

失となってしまったのだと思う。

　それ以来、患者さんをなるべく客観的に見るようにしている。もちろん、患者さんの訴えや言い分には可能な限り耳を傾け、患者さんの側に立った医療を心がけてはいるが、最終的には第三者的な目で、少し離れたところから患者さんを見つめている自分を無意識のうちに感じている。そうした私の診療スタイルは、他の人から見れば冷たい医師と見えるかもしれない。しかし、患者さんに対して怒りを覚えることはなくなった。

　十数年前に、患者さんから怒られたことがある。彼は40歳台の喘息患者で、脊柱管狭窄症で軽い歩行障害があった。彼が診察室に入ってきて、いつものように冷静に淡々と診療を進めていたが、途中で彼が怒り出してしまった。「生活保護だからといってバカにしているのか」。生活保護だということは全く知らず、いつものように診療を進めていただけである。私にとってはなぜ怒られるのか、晴天の霹靂であった。

　多分、私の話し方が事務的で、人情味が足りないと感じたのであろう。診察室で大声を出された私は大いに慌て、あの手この手で患者さんの懐柔にかかり、なんとかその場を凌ぐことができたものの、冷や汗ものであった。

　その後、その患者さんに対する際は、少しテクニックを用いるようにした。世代が近いこともあり、友達感覚で話すようにしたのである。気さくな挨拶、肩を軽く叩くしぐさ、傾聴と相槌、今まで培ってきた医師としてのスキルの全投入である。その後その患者さんとの関係は良好となり、月に1度の診察は、茶飲み友達の会話みたいなものと化していた。

自分なりの対処法を見つける

　数年後、彼が転居の関係で病院を替えることになり、最後の診察を終えた後、彼はおもむろに菓子折りを出し、「最初は喧嘩をしたけど、世話になってありがとう」と言ったのである。まさか、彼から菓子折りを貰うなどとは思ってもいなかった。彼にしてみたら清水の舞台から飛び降りるくらいの気持ちで買ったに違いない。今まで患者さんから貰ったものの中で、最も思い出深い贈り物であった。

アンガーマネジメントについて、私の経験が若い医師諸君の役に立つかどうかはわからない。所詮、各自が試行錯誤して自分なりの対処法を見つけていかなければならないからである。こんな経験をした医師の他愛ない話と読み飛ばしていただければ幸いである。

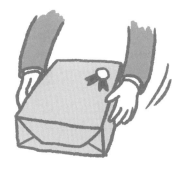

自分の理想とのずれを
どう少なくするか

稲田英一

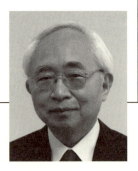

いなだ えいいち：1980年東大卒。米マサチューセッツ総合病院、ハーバード大、帝京大、新葛飾病院を経て、2004年より順天堂大麻酔科学・ペインクリニック講座主任教授。同大医学部附属順天堂医院副院長も務めた。

麻酔科医としての心構え

　忙しく、そして緊迫した臨床の現場では、いらいらすることもあれば、欲求不満を持つこともある。しかし、怒りや、怒りによる直接的な言動につながることは、ほとんどない。術中の急変などの危機的な状況に遭遇することも多く、冷静で的確な行動をとることが常に要求されている麻酔科医としての心構えや訓練によるところも大きい。

　私は指導が厳しいと言われている。問題があれば注意をし、問題の程度が大きければ叱りもする。まずは社会人として、次に医師として、やるべきことをしない場合や、医師としての学習、トレーニング段階にあって期待されているレベルに達していない場合である。遅刻をする、遅刻の連絡もしないなど、社会人としての常識が守られない場合には厳しく指導する。遅刻をすることは、業務に支障をきたすというだけでなく、遅刻者が急病や事故に遭ったため連絡もできない状況にあるのではないかと心配する人たちへの心遣いが欠けていることが問題なのだが、そこに思いが至らぬ人も多い。

　手技に失敗することはあるし、トレーニングの段階では許容できることも多

い。ただ、それにより患者さんに痛みや苦痛、傷害を与えていることは、しっかりと自覚してほしい。術前の患者診察でも、「データがないからわかりません」と評価を放り出すときには叱る。そういうときこそ、しっかりと問診し、身体所見をとることが重要だからである。

理想とのずれをどう少なくするか

　麻酔で使用する薬物や器具の準備が不足している場合は厳しく叱る。これは技術の問題ではなく、決められたプロトコールに従って確認しながら行う作業であり、求められるのは「誠意」だと思うからである。いらいらや欲求不満は、当然、私の中の期待度とのずれが大きいほど大きくなる。麻酔科医として患者の安全を守るという気持ちが薄いと考えれば、厳しく叱る。

　麻酔科医としてのプライドを傷つけられた場合には、強い怒りを感じる。麻酔科医の仕事は医療関係者、医師にさえよく理解されていないことがある。残念なことに、ただ麻酔薬を投与して「患者を眠らせる」のが仕事と思っている医療関係者もいる。麻酔科医は、患者の状態を把握し、患者が持つ全身疾患などの内科的評価を行い、術式や術者の技量まで考慮し、麻酔管理を含む術中および術後管理計画を立て、予想される危機的な状況も考慮して医療を行っている。そういった麻酔科医の役割を理解せず、上から目線で指示などを出されると怒りを感じる。それを解決するのは、お互いの立場を尊重したコミュニケーションしかない。

　自分の持つ理想とのずれをどう少なくするか、前向きに考えることが、私のアンガーマネジメントだと考えている。

怒りを改革の原動力に

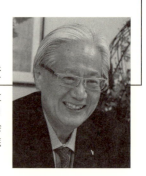

鈴木邦彦

すずき くにひこ：1980年秋田大卒。仙台市立病院、東北大、国立水戸病院を経て96年より志村大宮病院院長。98年より医療法人博仁会理事長。中央社会保険医療協議会委員、日本医師会常任理事も務めた。

アンガーマネジメントとして特に誇れるものを持っている訳ではない。しかし、中小病院経営者として25年経過し、特に直近の8年半は日本医師会常任理事や中医協（中央社会保険医療協議会）委員を務めさせていただいたことから、様々な出会いや学びがあり、遅ればせながら自身の人間的成長にもつながったと感じている。

いつもにこにこしている温厚な方に限って、「自分は短気である」と話されることが多い気がする。私がお仕えした横倉義武日本医師会長もそのお一人である。ある時点から、満面の笑顔のときは実は心底怒っている場合があることを発見した。ご自身の怒りに気づいても無意識のうちにコントロールして客観視し、微笑みに変えてしまうと考えられるが、それがいわゆる人間ができている方である。

怒りは全て否定すべきものではない

私もよくにこにこしていると言われるが、短気である。もっとも私の場合は人間ができている訳ではなく、温厚な部分は父から、短気な部分は母から受け継いだ性格がまだらに出現しているにすぎない。日本医師会では薬事も担当さ

せていただいたが、日頃の発言の厳しさからか、初対面のある医薬系団体のトップの方に「どんなに怖い人かと思ったら、こんなににこにこして」と言われたことがある。この場合、半分は意図的な怒りであった。

怒りは全て否定すべきものではないと考えている。世の中の不正に対する怒りなどは、適切に対処すればその是正にもつながる。

私の場合はそれほど大それた経験はないが、かつて地元の町長が突然急性期病院をつくるとして、医師会に2週間以内の回答を求めたことがあった。このときは温厚な父らのこれまでの地域医療への貢献を無視した振る舞いに怒った。その怒りは結果的に自院の機能分化につながった。地域医療構想より10年以上前のことであり、今では感謝すらしている。怒りを改革の原動力に変えた例かもしれない。当時の医師会長が全面的に闘ってくれたことから、「個人は弱いが医師会は強い」と医師会活動の重要性に気づかせてくれた。

しかし、人間の未熟さから来る怒りは、多くの職員を抱える病院経営者として克服すべきである。私が父から病院を引き継いだときの幹部は1人を除いて全員辞めた。その中には私の短気な言動で辞めていった方もいたと思われる。「先生の言っていることは正しいのだろうが、スピードが速くてついていけない」と言われたこともある。夜、医局でカルテを整理しているときに、よく医事課の女性職員に「こんばんは」と言われ、挨拶を返したつもりでいたが、あとでその職員が辞めたので理由を聞くと、「表情が恐かった」と言われた。仕事に集中していたためと考えられたが、さすがに反省して自己啓発セミナーや社長向けの特訓道場に通った。「心が開いていない」と言われ、すぐに見直した。怒りも数秒我慢すればコントロールできることも多く、様々なテクニックも身につけた。

重要なのは人間としての成長

ただし、重要なのはやはり人間としての成長であろう。病院経営や日本医師会役員など様々な経験や出会いを通じて、感謝する心の大切さを知り、職員の個性や能力に応じた対応を心がけるようになった。自分自身も少しは成長できたかな、と自問自答している毎日である。

十字架を背負う苦しみと喜びを噛みしめる

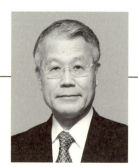

山下俊一

やました しゅんいち：1978年長崎大卒。WHO放射線専門科学官、長崎大医歯薬学研究科長等を経て、2011年福島医大副学長、13年長崎大理事・副学長、18年同学長特別補佐、福島医大副学長。内閣官房原子力災害専門家。

心の揺らぎ

　福島原発事故は、環境中に放出拡散された大量の放射能による健康影響に対する国民の放射線リスク認知と価値観の多様性を明らかにしました。私自身は、原爆被災者やチェルノブイリ原発事故後の対応経験から、事故1週間後から現地で活動を開始し、原発事故への怒りと不安、不満や不平と不信の渦中の最前線に立ちましたが、お母さん方の声に素直に耳を傾けることができたように思います。中には失礼な記者やフリーランスもいましたが、攻撃報道や文章もさほど気にならず、怒り心頭という状況にはなりませんでした。

　心の動きを、喜怒哀楽という感情の起伏と考えると、誰にでも程度の差があるものの、「多情多感」が人間の本質と理解することからアンガーマネジメントも始まるようです。しかし、心の中を正確に推し量ることはできず、曖昧で流動的な人間関係の渦中で、刹那的な生活を強いられています。私の場合も、そのアンガーの源は、自らの言動に由来し、また他人の言葉に敏感に反応して、いつも沸々と心の中は揺らいでいます。

　原発事故が引き起こした忌むべき不都合な諸現象を、事故と放射線の影響の

2つに分けて冷静に考えることは困難であり、複合災害の中でもとりわけ人災への非難と批判が強く前面に出たのは避けられないことでした。取り返しがつかない事態に遭遇し、誰もが経験する感情の起伏とその精神心理的な影響、さらにPTSDと診断されるような個々人の状況は、避難そのもの、また長引く避難生活に伴って増悪し、被災住民のみならず、現場に居合わせた医療関係者や支援者にも大なり小なり当てはまるものです。そして、その心の復元力の回復には時間がかかることも経験してきました。

先に覚悟あり

福島原発事故に遭遇し、誹謗中傷や攻撃の矢面に立つ中で、自分自身のアンガーマネジメントができたとすれば、その理由は、原発事故という大罪を前に、当初から被災者に寄り添い、「覆水盆に返らず」、そして永井隆博士の「どん底の下に大地あり」の精神を実践するという覚悟があったからだと思います。失敗や挫折の繰り返しを己の咀嚼力で乗り越え、小事を大事に前向きに生きるという幼少時期からの教えを遵守してきた賜物です。すなわち、人は誰でも、自分自身の十字架を背負う苦しみと同時に、喜びを噛みしめるべきだというものです。これが私自身のアンガーマネジメントの暗黙知であり、医学、医療の世界に身を置く上でも、「真理探究の道」を目指す道標でした。その上で、長崎そして母校からの応援と、福島で支えてくれた幾多の恩人らのお蔭でもありました。

学問と世間の狭間

医療の現場では、病者への労わりの眼差しが不可欠であり、診断と治療という医学的な対応を超えて、全人的なケアとキュアが求められ、眼前の様々な不条理や矛盾を乗り越えて前に進まなければなりません。厳しい見方をすれば、一度切りの人生において、生きていることの代償は、肉体的にも精神的にも本人自身が受け入れざるをえないことになります。そして生命誕生の歴史から、健康影響への最大のリスクである死という生命リスクは、遺伝子リスク、そして細胞や臓器リスクを基盤とすることも、医学を学ぶ者からすれば自明のこと

です。であればこそ、放射線の健康影響に関する医学的知識も厳しい科学的検証を受け、国際的なコンセンサスの中で評価され続けているのですから、あらゆる攻撃や反感も受け入れることがアンガーマネジメントとなります。謙虚、寛容、感謝、忍耐、純潔、節制、勤勉の弛まぬ実践力と、論理的な思考力の鍛錬もまた、転ばぬ先の杖と信じています。

寺澤流アンガーマネジメント御法度

寺澤秀一

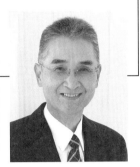

てらさわ ひでかず：1976年金沢大卒。沖縄県立中部病院、カナダ・トロント大等を経て、福井医大救急医学教授、同大総合診療部教授、福井大医学部附属病院副病院長、同大地域医療推進講座教授を務める。2017年より同講座特命教授、同大名誉教授。

御法度其の一「相手と同じテンションになるべからず」

　救急部にいた頃だ。初期研修医のA君がこう言ってきた。「僕はB科に進むことが決まっているんです。救急での研修なんて無意味です！」[1]

　ほう、言ってくれるねえ。面と向かってけんかを売られたようなものだが、そのけんかを買ってしまっては負けである。売り言葉に買い言葉、不毛な売買の行き着く末は不毛な結果と相場が決まっている。相手と同じテンションで自分も語尾に「！」マークを付けているようでは、同レベルに落ちると心得よ。会話のペースはこちらがつくるものだ。

　さて、賢明な読者諸氏は、怒りをあらわにしたところで何の益もないことを百も承知二百も合点であろう。益はないが損は山ほどある。周囲からは感情的な人と認識され、嫌われて入局者は減り、他部署からの協力は得られず、応援者や後援者は去っていく。言いたい放題の俺様キャラが君臨できるのは、ドラマやマンガの世界のみと知るべし。

　医療の現場は、所詮団体戦である。いかに味方を増やしチーム力を上げるかが重要だ。それで修羅場での勝率が上がる。周りから一緒に働きたい人と思っ

てもらうことで、どんなに仕事がやりやすくなることか。怒りをあらわにすることは、その妨げにしかならない。

御法度其の二「相手に感情をぶつけるのは教育にあらず」

怒ることと叱ることは違う。区別して扱わなければならない。前者は教育ではない。このことはおそらく他の執筆者も書いておられるだろう。これは後輩を指導する立場になったとき、特に注意したい。

現代の教育は褒めて伸ばすことに力点があるので、成長の過程で叱られる機会が極めて少なくなっている。皆、叱られ慣れていないのだ。阿川佐和子さん言うところの「叱られる力」[2]さえ持たない人たちが、感情の塊である怒りをぶつけられれば、ひとたまりもない。心を壊してしまうこともある。医師たるものが、自らの言動で患者をつくるなどもってのほかと肝に銘ずべし。

御法度其の三「演じるうちに人格者の振る舞いも身につくなり」

そうはいっても、人間だもの、怒りがこみ上げることは誰だってあるだろう。そんなときには恩師[1]の真似をすることにしている。研修医時代の僕は、彼のレクチャーを聞きながら目の前で寝落ちするという、激務と睡眠不足を理由にしても無礼千万としか言えない行動を繰り返したのだが、ただの一度も「怒られた」ことがない。「諭された」ことしかない。

カナダ人の師は、ミスをした相手に対してもWhyで始まる質問で追い込まないことを教えてくれた。なぜで始まる疑問文は、疑問の形をとってはいるが、明らかに相手を責めている。「なぜ◯◯の検査をしなかったのか？」「なぜこんな処置をしたんだ？」責めたところで起きたことはどうにもならないというのに、僕たちはしばしばこういった言い方をしてしまう。師はWhyの代わりにHow…（…はどうだろうねえ）、あるいはI would…（僕だったらこうするけど…）と語りかける。それがとても心に沁みるのだった。

言葉の選び方だけではなく、ネガティブなメッセージを伝えるときは必ず微笑みを浮かべて穏やかに、ゆっくりと諭すように発語することで、相手が受け

入れやすくなることも学んだ。

　実行してみると、最初はとってつけたような感じだったが、続けるうちに無理せず振舞うことができるようになった。今ではもう僕のパーソナリティの一部になっている。今回の原稿依頼をいただいたのも、その成果ではないかと思っている。

最後に──アンガーマネジメントに悩む全ての方へ

　ところで、B科志望のA君にどう対応したかを最後に書いておこう。

　穏やかな口調でゆっくりと僕は言った。「そうかなあ、僕はそうは思わないけどなあ」「いつかどこかの病院に赴任したら、この研修の意味が分かる日がきっと来ると思うよ」

　彼と再会したのは数年後だった。彼は赴任先の当直で、交通事故の患者が次々と運ばれる場面に戦々恐々とし、あの日の僕の言葉の意味がそこでやっと分かった、と言ってくれた。

　敬愛する恩師はもう亡いが、彼の真似がすっかり板についたいまでは、口調やしぐさが自然な形で自分の中に存在することに、僕は時折幸せを感じている。

　アンガーマネジメントに悩む方々は、憧れの人に近づきたいと思うことから始めてみてはいかがだろうか。

文献
1) 寺澤秀一：話すことあり，聞くことあり―研修医当直御法度外伝．シービーアール，2018．
2) 阿川佐和子：叱られる力 聞く力2．文藝春秋，2014．

自制を忘れ立腹した記憶

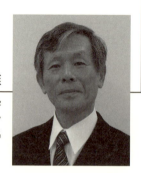

奈良信雄

なら のぶお：1975年東京医歯大卒。同大医学部臨床検査医学講座教授、同大医歯学教育システム研究センター長を経て、2015年同大名誉教授、17年日本医学教育評価機構常勤理事、18年順天堂大客員教授。

　医師の業務においては、医学的知識・技能を発揮することはもちろんだが、それ以上に重要なのは対人コミュニケーションであろう。医師は患者、その家族、他の医師、医療職などと絶えず交流している。円滑な交流を行うためには、互いの立場をよく理解し、相手の立場に立って行動することが求められよう。

　大学教員時代には常に、学生や後輩に対しプロフェッショナリズムについて教育し、指導してきた。その立場からすれば、患者や他の医療職とトラブルを起こし怒ってしまうことなど、あってはなるまい。とはいうものの、自制を忘れて立腹したことは、記憶の範囲で2回ある。いずれも外来診療に絡むもので、多忙のなせる業だった。

　大学勤務の傍ら、兼業で親友が理事長を務めている診療所の血液病専門外来を週1回、半日だけ15年担当していた。血液専門医は数が少なく、かつ白血病や悪性リンパ腫など、難治性疾患が多いことから、患者は集中するし、1人当たりの診療時間が長い。そのため最初に契約の段階で予約制とし、かつ1回当たりの診療患者数も限定していた。

予定通りには運ばない

　しかし、予定通りには運ばないのが外来診療だ。特に初診患者だと、正確な

診断をつけるため、誤診のないよう十分な時間をかけて診療しなければならない。いくら患者数を制限してもらっても、勢い診療時間は延びざるをえない。加えて本務では、海外出張が1～3カ月に1度、国内出張は毎月のようにあった。となれば休診もあるし、休診後の患者増は当然の帰結になってしまう。

出張のために2回連続で休診後の外来。恐れていた通り、どうしても診てほしいという初診患者が押し寄せ、従来からの再診患者を含め、予約枠を8人上回ってしまった。ちなみに予約患者のコントロールは私ではなく、受付事務が行っていた。私なら断っていたであろうが、事務職となれば経営面も考慮し1時間当たり2人くらいは増やしていいだろうとの判断だったらしい。予定の診療時間は13:00～17:00の4時間で、合わせて8人増えた勘定になる。

再診患者だけなら多少の増加は対応できる。しかし、初診患者が6人いたため、対応の限界を超えた。終了予定時刻を1時間、2時間と過ぎ、ようやく19:00過ぎには全ての患者を診療できそうになった。従来からの再診患者は私と信頼関係を築けており、待たされても苦情は出なかった。一方、初診患者は不安を抱えていることも手伝って、受付事務に文句を言っていたようだ。それを受けた事務職員が、診療を早く進めるよう促してきた。診療が遅れていることは、もちろんわかっている。しかし適正な医療のために時間を大きく短縮するのは無理だった。

丁寧な診療は医師の義務

やっとこさ19:30に診療を終え、カルテ記載を整理していたら、管理部長が文句を言ってきた。受付にも事情はあろうが、患者を丁寧に診療するのは医師の義務だ。そもそも、診療能力を勘案して予約患者数を見積もるのを誤った受付のほうこそ反省すべきだ。管理部長と「私の責任ではない」「適正な医療を妨げるような苦情は我慢できない」と口論したあげく、「翌週から診療に来ない」とキッパリ宣言して席を立った。15年務めた外来診療を辞することにしたのである。

結果的に、患者にも親友にも迷惑をかけることとなり、いまから思えば、もう少し余裕を与えて辞したほうがよかったと反省している。

医師の感情コントロール

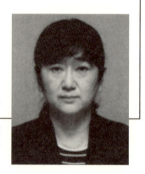

灰田美知子

はいだ　みちこ：1975年東北大卒。虎ノ門病院、東大、同愛記念病院等を経て、96年より半蔵門病院副院長。

　医師の最も大事な業務は、患者さんの病状に対し、必要な問診と検査を行いながら診断を確定し、治療することです。その際、患者さんの心理・社会的背景の把握は必須です。

　どのような動機で医師になったかにより異なる側面があるとは思いますが、患者さんと向き合うときのエチケットなどは、卒後研修で諸先輩に学ぶ場合が多いように思います。医師と患者、その家族という人間関係は、医療現場では避けて通れませんから、初めから業務上必須であることを認識し、研修事項として身につけることが大事です。諸先輩を手本に、時には反面教師として学ぶことで、患者さんと上手に向き合うヒントが得られます。

生い立ちや人格、経験が問われる

　また、当時の経験から、私はこれらを"マネジメント"として標準化するより、もっと自然体で向き合うほうがよいと考えました。医師・患者関係といえども1つの人間関係であり、様々な感情も、その一幕と捉えてよいということです。子どもが悪いことをしたときは、親は真剣に怒ります。そのとき、子ども達も親の愛情に気がついたりします。医師の感情も、案外素直に理解される場合が

ありますが、逆にそのような駆け引きが読める成熟した自我を持つことも、医師に求められる資質ではないかと思います。

その背景として、医師自身の生い立ちや人格、経験などが問われます。医師自身の幼少時の小児科受診の記憶もしかり。怒られたけど真剣な先生だった、などの好ましい記憶や、両親の病気、身内の不幸の経験など、振り返れば、医師が患者の立場を理解するための様々な教材が、既に脳裏にいくらでも残っていると思います。

雑多な記憶を整理し、学問の世界に還元するには、沢山の読書も役に立ちます。私は中学から高校の頃、社会心理学や哲学の書物を好んで読んでいました。それらは私の個人的な感情を、もっと普遍的な人類の知恵として焼き直してくれたように思います。歴史的な人物の生き様を垣間見ることも、自身の個人的な感情を乗り越える糧となりました。つまり、感情のコントロールは個人のレベルに終始するのではなく、それをツールとして生き延びて来た人類の営みを知り、その原点を考えていくことで、怒りなどの感情を超越した客観的な理性の世界が開けてきます。

自分のエゴグラムを熟知

医師になった後も、自分の専門とは別に、心療内科の素養を身につけるように努力してきました。その技術の1つに、エゴグラムがあります。自分のエゴグラムを熟知していれば、相手と異なる側面を想像できます。その駆け引きを工夫するだけでも、対人関係を有意義なものにできます。

私自身、若い頃にエゴグラムを実施した際、理性（Adult）と責任感（Critical Parent）が最高得点であったものの、優しさの象徴である養育的な親の自我（Nurturing Parent）、無邪気な子ども（Free Child）、従順な子ども（Adapted Child）の自我が低いことがわかり、潜在的な自分を知る機会になりました。仕事上、患者さんに優しく接していても、それは、理性と責任感から振舞っていた姿と解釈できたからです。もちろん必要なときは怒りますが、それも理性と責任感が根底にあれば許されると解釈していました。医師としての業務を忠実

に行うためのマネジメントとして、それが重要であるという点は、未だに譲れないのですが、その後、多少努力して、自分の中に養育的な自我を構築しました。2人の子どもを育てたり、年老いた両親の世話をした経験も役立ったように思います。

　医師は、「十分な知識と技能により病気を治すことで自分の責任を果す」のが最終の目標だとしても、人生の個人的な経験も取り入れ、かけがえのない存在としての患者さんと向き合えば、単なる理性と責任というより、もっと豊かな人間関係を構築できるものと思います。

真っ当な「怒り方」もある

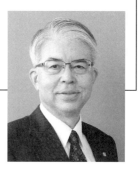

松村理司

まつむら ただし：1974年京大卒。沖縄県立中部病院、米国コロラド州立大病院、市立舞鶴市民病院等を経て、2004年洛和会音羽病院院長。13年より洛和会ヘルスケアシステム総長。京大医学部臨床教授（総合診療）。

　私の医師生活も45年になる。怒った経験も多い。比較的若い時期に規模が小さな病院に長く勤めたこともあり、管理職の職務経歴が長い。管理職の位階が上がるごとに留意するようになった姿勢の1つに、「みだりに怒らない」ことがある。怒った後味は良くない。間違って怒ることもある。地位が高いほど影響は大きい。ただ残念ながら、怒りのコントロールには全く長けていない。

怒りの発散を遅らせる

　私の周囲にも、穏やかで笑みを絶やさない方々がおられる。「怒りの感情はたまに起きます。でも、外に発散したことはまずないように思います」とおっしゃる先輩医もいた。尊敬はしても、「人種が違う」としか思えない。少なくとも「育ちや性格が異なる」ので参考にならない。

　そんな私がともかく心がけているのは、「瞬間湯沸かし器は避ける。ともかくいったん待つ」ことである。怒りの感情が生じるのはしかたないが、その発散をあらゆる工夫をして遅らせるのである。発散を翌日にまで持ち込めれば、多くの火種は燃え上がらずにすむ。

　「アンガーマネジメント」という概念を初めて知った。米国発らしい。現下の

米国大統領にブリーフィングしたらよい、と揶揄したくなる気持ちを抑えて、少し学ばせてもらった。因みに、私は看護学校長を兼務しているので教職員たちに聞いてみると、その存在を知らない者はほとんどいなかった。我ながら遅れている。

私の"hidden curriculum"

　さて、以下に教え子の記事[1]を紹介したい。時は15年以上前。彼は20代後半の研修医、私は50代前半の副院長なので、親子ほどの年齢差がある。直接の師弟関係は、彼の医学部卒業直後からで、3年間に及ぶ。記事にはこうある。

　「この間、私は松村先生に3回怒られました。しかしながら、なぜ自分が怒られたのか全く理解できませんでした。因みに褒められた記憶は一度もありません。そのことを自分がとても大切にしてきたと、それから10年以上たったいま感じています」

　そして、その3回の出来事が具体的に描かれている。

①症例検討会で、招聘米国人医師が「糞線虫症！」という出色の解答を示し、部屋を出たとたん、私が「大リーガー医がホームランを打っているときに、何をボーっとしとるんや！」と症例提示者の彼に怒った事例。

②勤務先病院の内科では、死亡全例に病理解剖の実施をお願いするルールが敷かれていたが、「長年寝たきりの脳梗塞後遺症患者が度重なる誤嚥性肺炎で亡くなった際」に、「解剖のお願いはしたのか」という私の問いに、「死因が明らかだったのでお願いしませんでした」と彼が答えたところ、「お前は患者を選ぶのか！」と私が一喝した事例。

③私の辞職を発端に内科医が集団離職する事態が発生し、彼なりに熟考した緩和策を副院長室で私に進言した瞬間、「20年以上この地域で仕事をしてきた者の気持ちがお前なんかにわかるか」と、彼を全く見ることなく私が一蹴した事例。

　これらは全て直情径行の「怒り」であり、赤面に耐えない。情けないことに、この"hidden curriculum"を、現在の私は覚えていない。日記をつける習慣がないので、探し出すこともできない。また彼に対しては、「出藍の誉れ」という

評価しか思い浮かばない。こうしたことを正直に言えば、彼は悔しがり、きっと怒るだろう。いや悲しがるだろうか。

　近年の学校教育・家庭教育の影響もあり、若い世代ほど「怒られた経験」が少ない。「やみくもに怒られる」のは問題外だが、「怒られるべきときに怒られない」のも大きな欠陥に違いない。真っ当な「怒り方」というものがあるはずであり、そこにも「アンガーマネジメント」の出番があるのだろう。前述した3例の拙劣な「怒り」も、教材の俎上に載せてほしい。

文献
1)　佐藤泰吾：私の勉強法と若手医師の育て方　学びほぐす"unlearn". Medicina. 2015;52(5):743-5.

若い頃の自分はどうだったか考える

菊地臣一

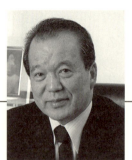

きくち しんいち：1971年福島県立医大卒。カナダ・トロント大、日赤医療センター等を経て、90年福島県立医大教授、2008年同大理事長兼学長。17年より同大常任顧問兼ふくしま国際医療科学センター常勤参与。

私の専門は整形外科です。脊椎・脊髄外科医として、長年診療に携わってきました。ライフワークは腰痛です。その経験から、「痛み」は患者さんの心の悲鳴でもあるということを知っています。

痛みを主訴として受診する患者さんは、「どうして自分だけがこんな苦しみを受けなければならないのか」「この痛みさえなければ仕事ができるのに」など、内面に怒りの感情を持っているのが普通です。言葉や動作による痛みの表現から、心の内面を評価・分析することが大切であることも、いまは理解できます。しかし若い頃は、痛みの診療のknow-howは持っておらず、そのため苦い経験を多くしてきました。

全国で最も医療密度の高い大都市の総合病院と、最も医療密度の低い地方のごく小さな病院で働いた経験があります。大都市の病院では分刻みのスケジュールで、イライラすることが度々でした。そんなときは、1杯のコーヒーを味わう時間をつくり、波立つ感情を抑えました。

リエゾン診療立ち上げまで

地方の病院では、1人で午前中150人くらいの外来患者さんを診療して、午

後は手術という日々を送っていました。早朝から診療を始めても予定通りには終わらず、疲労が蓄積し、手術の時間も迫ってきて、イライラする感情を抑え切れません。そのうち、あまりに訴えの長い患者さんに思わず、「私が聞いたことだけに答えてください」と口走ってしまいました。この一言で、高齢の女性は意気消沈してしまいました。こんなことが続き、患者さんが落ち込む様子や不満な顔を見て、これではいけないと反省しました。自分の心を平穏に保つには、時間的な余裕を持って診療に当たる必要があることを身を以て知りました。

その後は、外来を1日休診として朝から手術ができる体制をつくり、"安全な医療の徹底"に切り換えました。この経験が、1996年に痛みのリエゾン診療を我が国で初めて立ち上げた原点です。

学習効果は遺伝しない

また、教職者として診療を巡る弟子達のトラブルに対処する際、時々感じたのは、「学習効果は遺伝しない」ということです。いくらあらかじめ備えていても、トラブルは起きます。そのようなときは、「だから言っていたじゃないか」と怒りたくなります。しかし昔、自分が彼らと同じ年頃で修行していた頃どうだったかを考えると心が落ち着き、言い方も変わります。比較してみれば、ほとんどの場合、自分の若かった頃より弟子達はうまく対処しているのです。そのようなことがわかると、指導の仕方も自然と変わります。「何かトラブルがあったときは、自分の若かった頃はどうだったかを考える」。これは仕事中の平穏を保つ、そして教職者としてのknow-howの1つです。

最後に医療人として常々考えていることを記します。それは、医師と患者さんとの相性です。どう意を尽くしても、なかなか信頼関係を確立できない場合があります。そんなとき無理に診療を続けていると、感情のぶつかり合いによりトラブルが発生します。「誰にでも紹介できますよ」「希望する医師や医療機関はありますか」と、こちらから患者さんに申し出ることも、時には必要だと感じています。

怒り―医療安全へのヒューマンファクターアプローチの観点から

石渡　勇
いしわた いさむ：日本産婦人科医会副会長
（写真）

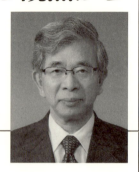

木下勝之
きのした かつゆき：日本産婦人科医会会長

　日本産婦人科医会（以下、医会）は、女性の心身の健康を保持・増進することにより、国民の保健の向上に寄与することに努力してまいりました。その1つとして安全な医療の提供ができるよう様々な課題の解決に尽力してまいりました。安全・安心な医療の提供には、医師、助産師、看護師、事務職等のコミュニケーションの阻害となるアンガー（怒り）を上手にマネジメントしていくことが重要であります。その観点からアンガーマネジメント（以下、AM）について考えたいと思います。
　産婦人科領域には紛争訴訟が多く、若い先生方が産婦人科医になることを躊躇することもありました。期待（歓び：母児ともに健康でお産が終了）と現実（悲しみ：母体死亡・新生児死亡・脳性麻痺）のギャップ（リスク）が大きいのも産科医療の特徴です。
　産婦人科領域で最も訴訟・紛争になりやすい事案は、脳性麻痺です。産科医療補償制度（脳性麻痺児および家族の救済）が始まって10年が経過しました。産科医療は正にチーム医療です。分娩の経過の多くは助産師・看護師が見ています。胎児心拍数陣痛図（CTG）を見ながら、胎児の状態（正常に経過しているか、

児の状態に不安があるか）を医師に報告します。この報告が遅れると急速遂娩を行っても脳性麻痺になり、裁判に発展することもしばしばあります。

医療安全への取り組み

　医会の医療安全への取り組みを紹介します。2000年には全国の産婦人科医療機関にインシデント・アクシデントリポート（IAR）の報告をお願いしました。3カ月間の調査でしたが、267施設から計405のレポートが届き、53施設から伝達（申し送り）の不備が報告されました。この事業により、事故の認識と医療従事者間の事例の共有化、伝達しやすい環境づくりができました。IAR報告はいまも各医療機関で実施されています。2004年には偶発事例報告事業（全国医療機関からの事故の収集と分析）、2010年には妊産婦死亡報告事業を開始するとともに、産科医療補償制度・医療事故調査制度の立ち上げから運用まで、産婦人科専門職能団体として参画してまいりました。

　国は、医療法第6条13の規定に基づき、医療安全支援センターを設置（都道府県に47、保健所設置地区に64、二次医療圏に382）しました。2016年度の相談4万4928件のうち、苦情は1万9272件（43％）、そのうちコミュニケーションに関するものは6733件（35％）になっています。トラブル発生を防止するためには、患者・遺族と医療者（機関）との信頼関係が良好であることが重要です。患者・家族から信頼を得るには、医療従事者間の良好な関係も重要です。医療従事者の思わぬ発言とその不一致は、患者・遺族の不信感につながります。

「怒り」がコミュニケーションを阻害

　事故・紛争の起きない医療環境にするには、医療現場における各職種間のコミュニケーションと協力連携が不可欠であること、それを阻害しているものの1つが「怒り」であり、そのマネジメントの重要性が再認識されてきました。

　ヒトは過ちを犯すもの（To err is human）です。そのとき自分自身に怒り、また、その背景が複雑であるゆえに他の医療従事者に怒りをぶつけていては、現場はフリーズしてしまいます。医療は多職種の共同プレイです。怒りは大き

なエネルギーですが、AMのスキルを身につければ良好な人間関係を構築でき、そのエネルギーを医療安全への動機づけにすることができます。日本アンガーマネジメント協会の調査（2018年）によれば、AM講座を受講する職種では、会社員・団体職員（24.5％）に次いで医療・介護従事者（12.0％）が多くなっています。各界でAMの必要性が認識されるようになりました。さらに、AMを医療の中に取り込まなければならないと考えています。

医療の基本は寄り添うこと

横倉義武

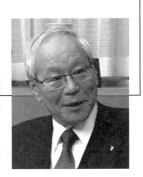

よこくら よしたけ：1969年久留米大卒。旧西独ミュンスター大教育病院、久留米大講師等を経て、90年医療法人弘恵会ヨコクラ病院長、97年同理事長。99～2002年中医協委員、12年日本医師会会長。17年世界医師会会長に就任。

あまり怒らないほうですが、子どもの頃はやんちゃで短気でした。出来の良い兄と出来の良い妹に挟まれた次男坊で、大人を困らせることによって注目を集めたいと思っていたのかもしれません。その反省から、他の人に対する心の持ち方を、成長の過程で徐々に学んできたように思います。

ちょうど福岡の家の裏に鹿児島本線が走っていて、いけないことですが、駅や線路を遊び場にしていました。一度あまりにも危ないことをして、近くの交番に連れて行かれ、怒られたこともあります。そういう中で、社会生活を学びました。小学校高学年から高校にかけては、山登りやハイキングをするグループに入りました。指導者は学校の先生が多かったですが、キャンプ等に参加する中で、時には厳しく怒られながら、チームの中での人間関係も学びました。

反省の積み重ね

医師になって、いまで言う研修医の時代、僕らのときは直接外科の教室に入りました。まず初めに、注射や採血など技術系のことや、患者さんとの接し方を学ぶのですが、一番指導していただいたのは病棟の看護主任さんでした。その際にはやはり医師としてのプライドもあって、どうしてそこまで言われない

といけないのかという思いと、自分の知らないことを教えていただいてありがたいという思いがクロスすることも多くありました。また、自分の技術の至らなさから、点滴がなかなか入らず、患者さんに申し訳ないことが起こると、こんどは自分自身に対して怒りが出てくる。そういうときは、患者さんに「ごめんねごめんね」と言葉をかけながら、とにかくその手技をちゃんと身につけようとする。その当時は、当直室などで１人になると、じっと反省をすることの積み重ねでした。

だんだん指導する立場になってくると、こんどは指導している相手がちゃんとしてくれないといった問題が出てきます。例えば勤務していた救急病院で、若いお医者さんや看護師さんがちゃらちゃらして緊張感がない。そういうときは、瞬間バンと大きな声を出すこともありました。それで場がさっと集中してくれることもありますが、大声を出したことへの自責の念もあるので、後から「ごめんね、さっきは」とフォローしていました。

怒りを見せる、隠す

交渉事をするときは、自分が怒っているということを見せてよい場合と、隠さないといけない場合があると思っています。鈴木邦彦さんが「(横倉会長が)満面の笑顔のときは実は心底怒っている場合がある」と書かれたのはそこでしょう(158頁)。福岡県医師会で労災保険を担当していた際には、労働基準局の担当者と経済的な交渉をしたのですが、相手がどうしても従来の慣行を認めないため、黙って席を立ってしまったこともあります。相手は心配して、私が医師会に戻ったと思って追いかけてきたようですが、その間、私は別の所に行って身を隠し、頃合いをみて、また交渉に臨むということもありました。

最近怒りを感じたのは、消費税率引き上げの使途変更や医師法21条異状死体の届出に関する解釈通知など。問題が起きたときは、責任者に来ていただいて話をすることにしています。

心がけているのは、相手を責めない叱り方。自分の経験からこうですよ、という話をしたりします。時には医師会の職員も怒りますが、本人が怒られたと

思わないような怒り方をします。奥さんには、「貴方は外面が良くて、家に帰ったら1つも優しくない」と言われますが、申し訳ないと思います。

怒りの閾値を下げる

　若い先生方には、自分が思うようにいかないのが当たり前、と思っていてほしい。制度にしてもそうです。どういうことでそうなったか、自分でも考えておかないといけない。それから、怒りを発散できる仲間をつくってほしい。僕も自分自身にはよく腹が立つのですが、それをポンと言える友達を持つ。瞬間湯沸かし器はいけません。おかしいと思ったときはちょっと我慢をして、頭を冷やして、問題があれば何がおかしいか、ちゃんと本人に伝える。本当に怒る必要があることなのか常に考え、自分の怒りの閾値をできるだけ下げていく。

　チーム医療をする中で、医師というのは確かにリーダーなのですが、俺は医者だ、偉いんだという態度を見せると、周りの人は何をしていいかわからなくなる。自然に周りから、あの人はリーダーですねと言われるように、普通に対等に接していれば、皆さんわかってくれます。それだけの勉強もしてきて、キャリアを積んでいる人ばかりですから。

　医療の世界では、様々なバックグラウンドを持つ人達と接します。自分が育ってきた世界とは違っていても、医療の基本は相手に寄り添うということでありますから、まずは相手を理解しないといけない。話を聞いて、その背景を考えてあげてほしいと思います。

知識を理性の領域につなげる

新田國夫

にった　くにお：1967年早稲田大第一商学部卒。79年帝京大医学部卒。同大第一外科、救急救命センター等を経て、90年東京都国立市に新田クリニックを開設、在宅医療を開始。92年医療法人社団つくし会理事長に就任。

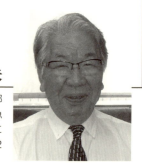

　最近、怒りを表に出すことが少なくなっている。しかし、怒りを感じることは多い。様々な場面で怒りを感じるが、その怒りにも多様性がある。生活の中の怒りは、この年齢になるとほとんどない。不愉快さは多々あるが、それも受け入れてしまうことが多い。

怒りは個人的な情念

　怒りは、極めて個人的な情念である。他人の言動が、自分の持つ知識や道徳心、社会的通念から外れたとき、信頼できないと感じたときなどに生じる。しかし、これも自分の知識のなさ、理解不足と考えることで、怒りを鎮め再考できる。

　怒りを感じる過程には、何段階もある。その原点は自分の経験であり、経験の中で培われた知識は固有のものである。例えば、医学部を卒業した人と他の学部を卒業した人の知識のギャップは大きい。全く違う常識を持つことも多々ある。卒業後の経験で、さらに大きな差が出現する。医療関係しか経験のない人は、ただそれだけの世界である。したがって、その怒りはとてもシンプルであることが多い。

組織が違えば、組織の代表にはそれぞれ意見がある。ある程度の相違なら許容しうるが、あるレベルを超えると情緒的感情を刺激され、怒りの感情を伴うこともある。ただし、表面的には笑いで済ますことも多い。深い関係ならば、徹底した討議を行い、解消する。これも、それなりの経験が求められる。

　一方、感情と理性が一致しないことも多々ある。例えば、日本のマスコミはトランプの落選を予想し、そう願う私もいた。その予想が外れても失望はするが怒りにはつながらない。しかし、トランプがとんでもないことをしたとき、失望は怒りに変わる。世界がどうなっているか、知識を持つのが理性であり、わずかな時空間、領域に縛られた経験を一般的事象として捉え、その結果に対して感情を表すのが怒りである。

　自分が経験し、考えたことを世の中の普遍現象と信じ、それは他者にも通用し、当然と思っていると、他者の主張を受け入れたり、批判したりするのはいかなることか、理解しきれない。そうして非理性へと感情が湧き出すのが怒りであり、悲しみであり、不穏な心であろう。それらは制御が難しく、感情の争いになる。さらに悪いのは、好みや意思が衝突する場合である。衝突した段階で、怒りのコントロールは不可となる。

優位性の逆転で怒りが出現

　医師は感情的であり、自己の世界を正しいと誤解する人たちが多い。医師を含め多くの専門職の経験は狭い世界で起きたものであり、しかも自身の優位性がある世界である。優位性が逆転されたとき、怒りの感情が出現する。その怒りは未熟な経験から出たものと自覚することから、コントロールが始まる。経験値を超える知識量があり、その知識を理性の領域につなげたとき初めて、怒りのコントロールが可能になる。

医師こそアンガーマネジメントが必要

武久洋三

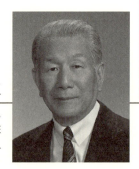

たけひさ　ようぞう：1966年岐阜県立医大卒。徳島大を経て、84年博愛記念病院を開設。現在は、医療法人平成博愛会理事長、社会福祉法人平成記念会理事長、日本慢性期医療協会会長。

　動物には感情がある。中でも人間の感情はとても複雑で、人それぞれ違う。感情には喜び、悲しみ、怒りなどがあるが、怒りの感情は、時として自分1人の中で収まらないことがある。心の中にしまって我慢できればよいが、対象者に暴力を伴う激しい感情と汚い言葉を投げつける人もいる。

　「若気の至り」「頑固じじい」という言葉もあり、年代によって怒りの程度は異なるものの、加齢とともに暴力を伴うほどの怒りは少なくなる。自分自身、あの頃はどうしてあんなことで相手をぼろくそに怒ったのかな、と思い出したりする。

チームの上位にいる医師

　人間は環境に左右されやすい。医療の世界では、自分が頂点にいると思っている医師は多い。医師になって医療の現場に入ると、看護師をはじめ多彩なコメディカルがいるが、多職種から成る医療チームの中で、若くても医師が一番上位を獲得している。これらの若い医師は、病棟や外来で先輩医師の指導は仰ぐものの、やがて単独で医療行為を行うことが多くなる。そしてコメディカルから「先生」「先生」と呼ばれることが多くなり、あたかも自分が偉くなったかのような気分になる。そして次第に態度が尊大になり、スタッフのわずかなミスを大声で非難するようなことも起こる。

人は歳を重ねるにしたがい地位が上がり、経済的に裕福になると、態度が大きくなったと言われることが多い。「実るほど頭を垂れる稲穂かな」とも言われるが、人間はおろかな動物であり、ことわざのようにはいかない。

　思い起こせば、私も若い頃はずいぶん生意気、自信過剰で、鼻持ちならない医師だったかもしれないと思うと、今さらのように恥ずかしい。しかし一方で、若い頃は大学病院で入院中の重症患者を、朝早くから夜帰るまで1日に必ず6回、7回と訪れていたことを思い出す。私が顔を見せることによって、患者や家族が安心してくれるのなら、当然の行為だったと認識している。1年で受け持ち患者が7人死亡したが、7人とも病理解剖をさせていただいたことで、医局からゼクチオン賞を授与されたが、その記録はいまだに破られていないらしい。

スタッフ、患者は見ている

　医師は「社会的かつ身体的弱者に対して医療を行う」という崇高な役割が求められているにもかかわらず、中には、自分の気に入らない患者やしつこく質問してくる患者に、誠にぞんざいな言動で対応している者もいる。最近では、患者の顔を見ずにパソコンの画面ばかり見ている医師も多い。スタッフや患者、家族は医師をよく観察している。そのような医師と一緒に仕事をしたくない、診てほしくないというスタッフや患者が出てくると、その医師の病院での評価は確実に下がるだろう。私自身、明らかに自分が悪いにもかかわらず、照れ隠しで周りに怒りをぶつけたこともあったように思う。しかし、いまはチーム医療の時代である。唯我独尊ではない。医師と看護師だけで医療が完結しないことは当然である。いまや医師自体の数も多くなり、希少価値はほとんどない。

　医療の現場にこそアンガーマネジメントの活用が必須である。そして、アンガーマネジメントが一番必要なのは医師であろう。マジョリティに認められる医師になるには、知識や技術だけでなく、同僚、先輩を立て、チームスタッフを上手に褒め、仲間として立てて、患者に優しく、かつ患者の家族には十分な説明をして、信頼を得る努力を常に忘れてはならない。アンガーマネジメントが上手く活用できれば、間違いなくチームは良い方向に向かうし、患者の予後にも確実に良い影響が出る。

"That is my life"

原　朋邦

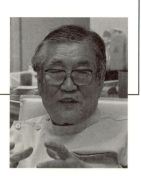

はら　ともくに：1964年熊本大卒。文部教官助手、国立西埼玉中央病院を経て、91年よりはらこどもクリニック院長。2009年日本外来小児科学会学術集会会長。

　単純には怒りとは言えない、事の不条理への憤り、劣等感、自責の念、反抗心、ひいては不安、恐怖など、複雑に混じった感情を抱き、自分が苛まれているように感じられるときがある。継続時間は長短様々で、感じている自分に嫌悪感を持つこともある。

　医師がどのような存在であるべきかについて、『ハリソン内科学』第1版(1950年)に書かれた言葉が、現在の第20版でも紹介されている、『セシル内科学』では、時代の変遷により書き換えられ、プロフェッショナルであるためには何が重要かも書かれている。ネガティブな感情を持つことは、医師としての行動に悪影響を与える恐れがあり、セルフコントロールができることも、プロフェッショナルな仕事に就く者には重要な資質であると理解できる。人は気質を生得的に持ち、成育環境のなかで、受動的、能動的に経験・理解することにより性格・人格を獲得できると言われている。

　私の幼少期は、軍医であった父が不在、母と弟との生活で、近所には子どもがおらず、いわゆる「良い子」でいるほうが平穏であったので、感情をあからさまに出さずに過ごした。

「公憤は良いが私憤は主張しない」

　終戦後、父が復員、祖父母や父の同胞、さらにその子ども達であるいとことの共同生活が始まり、一挙に生活環境が変化した。子どもでもそれなりの役割分担があって、皆が耐えながら共同生活を営んだ。仏教徒であった祖父に、「公憤は良いが私憤は主張しない」と教えられた。この鑑別を自分ですることを習慣づけると、衝動的な行動には至らないことを学んだ。

　高校時代に剣道部に入った。2年生のときに先輩が全国優勝を遂げ、私は前年度優勝校の主将になった。このときには、「憂きことのなおこの上に積もれかし限りある身の力ためさん」というのが教えになった。要は耐えることを学んだことになる。大学時代も剣道は続け、全日本学生、国体、都道府県対抗にも選手として出たが、西郷隆盛の遺訓に出会い、「人を相手にせず天を相手とせよ、天を相手にして己を尽くし、人を咎めず、我が誠の足らざるを尋ぬべし」を教訓とした。

自分に言い聞かせる言葉を考える

　医師になってみると、なかなか自分に都合の良いようにはいかないことが多くなり、正にアンガーを感じることが多くなった。当時は小児の慢性腎不全には人工透析ができず、腹膜透析を行ったのだが、自分が初めて熊本で行うので他人に委ねることができず、さらに肝性昏睡を繰り返す姉弟例を受け持ち、大学病院に約3カ月、ほぼ泊まり込むストレスフルな生活になった。以後色々経験したが、当時より大変なことはない。そのとき学んだのは、自分を客観視すること、自分に言い聞かせる言葉を考えることで、"That is my life（これはおいらの人生さ）"とつぶやくことにした。受容することで"that"と客観視できるようになった。

　修羅場を乗り越えることで、以後のストレスフルな状況にもセルフコントロールができるようになる。特に発達障害、不登校など心理的問題のある子どもに対応する必要性から心理学を学んだ。心理学の専門家にもスーパーバイズしていただいたところ、腹式呼吸、自律訓練もどきの力を抜く行為で瞬間的に気を逸らすようにと。その上で"That is my life"と呟く。これで、私のアンガーマネジメント法が確立できたように考えている。

医師のためのアンガーマネジメント

定価（本体2,700円＋税）
2019年5月31日　第1版
2019年6月10日　2刷

編　集　日本医事新報社
発行者　梅澤俊彦
発行所　日本医事新報社　www.jmedj.co.jp
　　　　〒101-8718　東京都千代田区神田駿河台2-9
　　　　電話（販売）03-3292-1555　（編集）03-3292-1557
　　　　振替口座　00100-3-25171
印　刷　ラン印刷社

© Nihon-Iji-Shinpousha Co., Ltd.　2019　Printed in Japan
ISBN978-4-7849-5838-2　C3047　¥2700E

本書の複製権・翻訳権・上映権・譲渡権・公衆送信権（送信可能化権を含む）は（株）日本医事新報社が保有します。

JCOPY〈（社）出版者著作権管理機構 委託出版物〉
本書の無断複写は著作権法上での例外を除き禁じられています。複写される場合は、そのつど事前に、（社）出版者著作権管理機構（電話 03-3513-6969、FAX 03-3513-6979、e-mail:info@jcopy.or.jp）の許諾を得てください。